PERFECT
MASTER

歯科国試
パーフェクトマスター

口腔解剖学

阿部伸一　著

第**2**版

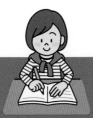

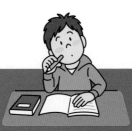

医歯薬出版株式会社

執筆者

東京歯科大学解剖学講座

　阿部伸一

本書中のマークの見方

Check Point	：各章の最も大切な項目
よくでる	：歯科医師国家試験に頻出の内容
CHECK!	：必ず押さえておきたい重要ポイント
	：大切なキーワード，キーポイント
	：理解を助ける補足
コラム	：著者からのアドバイス

This book is originally published in Japanese
under the title of :

SHIKAKOKUSHI PĀFEKUTOMASUTĀ KŌKŪKAIBŌGAKU
(Oral Anatomy for National Board of Dental Examination)

ABE, Shinichi
　Professor and Chairman of Anatomy
　Tokyo Dental College

© 2018　1st ed.
© 2022　2nd ed.

ISHIYAKU PUBLISHERS, INC.
　7-10, Honkomagome 1 chome, Bunkyo-ku,
　Tokyo 113-8612, Japan

はじめに

　我々の体をつくるパーツは，地球上の生物の長い進化の歴史の中で勝ち残ってきた"かたち"を持っています．"かたち"は機能するために必要で，必要がないものは淘汰されてきました．特に「口腔」は，生物にとって最も重要な「栄養摂取」のための長いトンネルの入口です．入口は最大限に効率を上げるため，歯・顎の骨・舌・唇・頬などの形を進化させてきました．これは全身の機能と連動した，口腔機能を発揮するための"かたち"の獲得です．よって口腔領域はもちろん，口腔と連動する全身の機能解剖学的な基礎知識を持った歯科医師になるという自覚が大切です．

　解剖学とは医療系の学校において，専門科目のスタートで取り組む学問です．骨学から始まり，筋学，脈管学，神経学と続いていく中で，その形態の複雑さに戸惑い，学習すべき項目の多さから，解剖学の学習を難しいと感じる学生は少なくありません．解剖学を「名前を覚えるだけの学問」とは思わないでください．「機能解剖学」という観点から，頭頸部を中心に全身解剖学への理解を深めていってほしいと考えています．そのことが臨床系の科目とリンクする糸口となり，読者の臨床を安全確実なものにします．自分の仕事に必要な知識，という観点からヒトの体に興味を持って勉強に取り組んでください．

　そんな学生さんの勉強の一助となるように"歯科国試パーフェクトマスター"シリーズの1冊として，口腔を中心とした解剖学の重要項目についてまとめた本書は，初版から4年が経過しました．このたび，いくつかの重要な事項を加筆し，改訂版として発行いたしました．本書の内容は，文章の隅々まで歯科医師として必要なミニマムリクワイアメントです．重要項目に絞った関係上，理解が難しい部分もあると思います．その箇所を見つけ出すことも重要で，口腔領域の解剖は『口腔解剖学 第2版』（医歯薬出版），また歯の解剖学，全身の解剖学はそれぞれの専門書でしっかり周辺知識も含めて理解してください．

　では，皆さんがしっかりとした基礎的知識を持った歯科医師となることを祈念しています．

2022年7月

　　　　　　　　　　　　　　　　　　　　　　阿部伸一

歯科国試パーフェクトマスター
口腔解剖学　第2版　目次

Chapter	1	頭蓋骨の基本構造	1
Chapter	2	頭蓋骨の成長発育・加齢変化	10
Chapter	3	咀嚼筋, 前頸筋, 胸鎖乳突筋, 斜角筋群	19
Chapter	4	顔面筋, 広頸筋, 舌筋	30
Chapter	5	軟口蓋, 咽頭	37
Chapter	6	頭頸部の動脈	46
Chapter	7	頭頸部の静脈・リンパ・扁桃	56
Chapter	8	頭頸部の神経	62
Chapter	9	頭頸部の内臓	72
Chapter	10	頭頸部の特殊感覚	81
Chapter	11	全身の解剖生理①循環器系	88
Chapter	12	全身の解剖生理②呼吸器系	96
Chapter	13	全身の解剖生理③消化器系	102
Chapter	14	全身の解剖生理④泌尿生殖器系	111
Chapter	15	全身の代表的な関節と周囲の構造	115
Chapter	16	歯の解剖	124
Chapter	17	パノラマエックス線像の解剖	133
付録		覚えておきたい口腔解剖学関連基本英単語	139
参考文献			141
索引			142

Chapter 1

頭蓋骨の基本構造

Check Point

・内頭蓋底の基本構造と関連知識を説明できる.

・外頭蓋底の基本構造と関連知識を説明できる.

・眼窩・鼻腔・翼口蓋窩・側頭下窩の基本構造と関連知識を説明できる.

I. 頭蓋底

　脳頭蓋の底部で脳を載せる部分を頭蓋底という. 直接脳を容れる内頭蓋底と, その下部の外頭蓋底に分けられる.

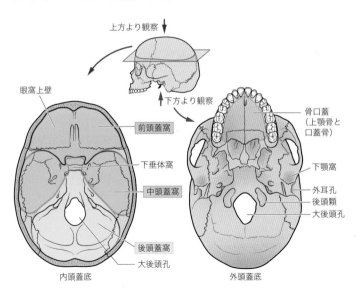

上方より観察 ↓

下方より観察

眼窩上壁

前頭蓋窩

下垂体窩

中頭蓋窩

後頭蓋窩

大後頭孔

内頭蓋底

骨口蓋
（上顎骨と
口蓋骨）

下顎窩

外耳孔

後頭顆

大後頭孔

外頭蓋底

Ⅱ．内頭蓋底

前・中・後頭蓋窩から構成され，神経，脈管が通過する．

Ａ 前頭蓋窩

前頭骨，篩骨，蝶形骨（小翼）で構成される．

通過する神経と動・静脈

①篩孔：嗅神経

②視神経管：視神経，眼動脈（内頸動脈の枝）

頸動脈管
前頭蓋窩
中頭蓋窩
後頭蓋窩
舌下神経管
篩孔
視神経管
上眼窩裂
正円孔
卵円孔
棘孔
内耳孔
頸静脈孔
大後頭孔

Ｂ 中頭蓋窩

蝶形骨（体，大翼），側頭骨で構成される．

通過する神経と脈管 よくでる

①上眼窩裂：動眼神経，滑車神経，眼神経（三叉神経第1枝），外転神経，上眼静脈

②正円孔：上顎神経（三叉神経第2枝）

③卵円孔：下顎神経（三叉神経第3枝）

④棘孔：中硬膜動脈（顎動脈から下顎枝部で分枝），硬膜枝（下顎神経）

⑤頸動脈管（→ p.4 参照）：内頸動脈（破裂孔は生体では軟骨で閉鎖されており，内頸動脈はその直上を前走し，眼動脈を視神経管に分枝する）

Ｃ 後頭蓋窩

側頭骨，後頭骨で構成される．

通過する神経と脈管 よくでる

①内耳孔：顔面神経，内耳神経

②頸静脈孔：舌咽神経，迷走神経，副神経，内頸静脈

③舌下神経管：舌下神経

④大後頭孔：中枢神経，椎骨動脈

 コラム：脳神経の通過部位をマスターしよう！

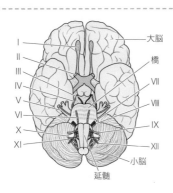

- 中枢神経である脳・脊髄に出入りする神経を**末梢神経**という.
- 脳から出る脳神経は 12 対，脊髄から出る脊髄神経は 31 対ある.
- 脳神経の神経線維には運動神経線維，感覚神経線維，副交感神経線維，味覚神経線維などがある.

内頭蓋底の通過部位

第Ⅰ脳神経：嗅神経　→ 篩孔 を通過

第Ⅱ脳神経：視神経　→ 視神経管 を通過

第Ⅲ脳神経：動眼神経　→ 上眼窩裂 を通過

第Ⅳ脳神経：滑車神経　→ 上眼窩裂 を通過

第Ⅴ脳神経：三叉神経

　　　　　　眼神経：　→ 上眼窩裂 を通過

　　　　　　上顎神経：→ 正円孔 を通過

　　　　　　下顎神経：→ 卵円孔 を通過

第Ⅵ脳神経：外転神経　→ 上眼窩裂 を通過

第Ⅶ脳神経：顔面神経　→ 内耳孔 を通過

第Ⅷ脳神経：内耳神経　→ 内耳孔 を通過

第Ⅸ脳神経：舌咽神経　→ 頸静脈孔 を通過

第Ⅹ脳神経：迷走神経　→ 頸静脈孔 を通過

第Ⅺ脳神経：副神経　→ 頸静脈孔 を通過

第Ⅻ脳神経：舌下神経　→ 舌下神経管 を通過

Ⅲ．外頭蓋底

神経，動・静脈などが通過し，筋の付着部でもある．

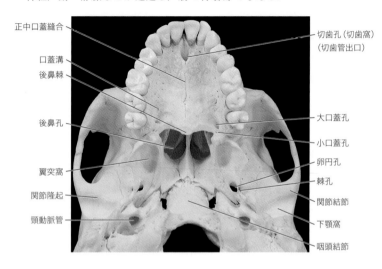

正中口蓋縫合	切歯孔（切歯窩）（切歯管出口）
口蓋溝	
後鼻棘	
後鼻孔	大口蓋孔
	小口蓋孔
翼突窩	卵円孔
関節隆起	棘孔
頸動脈管	関節結節
	下顎窩
	咽頭結節

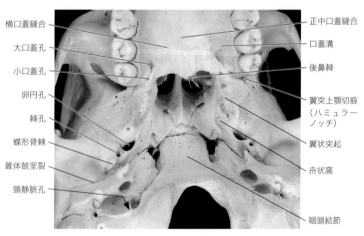

横口蓋縫合	正中口蓋縫合
大口蓋孔	口蓋溝
小口蓋孔	後鼻棘
卵円孔	翼突上顎切痕（ハミュラーノッチ）
棘孔	翼状突起
蝶形骨棘	舟状窩
錐体鼓室裂	
頸静脈孔	咽頭結節

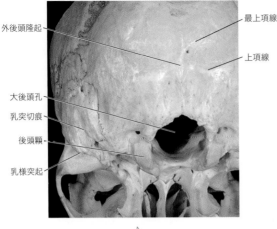

1) 通過する神経と脈管　よくでる

①切歯窩：鼻口蓋神経，蝶口蓋動脈の枝

②大口蓋孔：大口蓋神経，大口蓋動・静脈

③小口蓋孔：小口蓋神経，小口蓋動・静脈

④卵円孔：下顎神経（三叉神経第3枝）

⑤棘孔：中硬膜動脈，下顎神経硬膜枝

⑥錐体鼓室裂：鼓索神経（顔面神経の枝），前鼓室動脈

⑦頸動脈管：内頸動脈

⑧茎乳突孔（→ p.120 参照）：顔面神経

⑨頸静脈孔：舌咽神経，迷走神経，副神経，内頸静脈

2) 筋の付着部位　よくでる

①頰骨弓（→ p.9 参照）：咬筋

②翼突窩：内側翼突筋

③舟状窩：口蓋帆張筋

④後鼻棘：口蓋垂筋

⑤茎状突起（→ p.120 参照）：茎突舌筋，茎突舌骨筋，茎突咽頭筋

⑥乳様突起：胸鎖乳突筋

⑦乳突切痕：顎二腹筋後腹

⑧最上項線：僧帽筋

⑨上項線：頭半棘筋，頭板状筋

3）靱帯などの付着部位

①関節結節：外側靱帯

②蝶形骨棘：蝶下顎靱帯

③茎状突起（→ p.118 参照）：茎突舌骨靱帯

④咽頭結節：咽頭縫線

Ⅳ. 眼窩，鼻腔，翼口蓋窩，側頭下窩

それぞれの空間が交通し，神経，動・静脈が行き来する．

A 眼窩

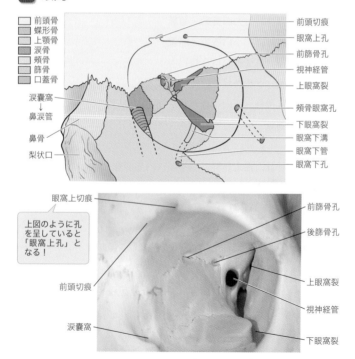

前頭骨
蝶形骨
上顎骨
涙骨
頬骨
篩骨
口蓋骨

涙嚢窩
↓
鼻涙管

鼻骨

梨状口

前頭切痕
眼窩上孔
前篩骨孔
視神経管
上眼窩裂
頬骨眼窩孔
下眼窩裂
眼窩下溝
眼窩下管
眼窩下孔

眼窩上切痕

上図のように孔を呈していると「眼窩上孔」となる！

前頭切痕

涙嚢窩

前篩骨孔
後篩骨孔
上眼窩裂
視神経管
下眼窩裂

- 前頭骨, 蝶形骨, 上顎骨, 涙骨, 頬骨, 篩骨, 口蓋骨で構成される.
- 上眼窩裂で頭蓋腔と, 下眼窩裂で翼口蓋窩と, 鼻涙管で鼻腔と交通する.
- 視神経管は**視神経**と**眼動脈**（内頸動脈の枝）が通過する.
- 上眼窩裂を通過した動眼神経, 滑車神経, 眼神経, 外転神経は, 眼球の上位を前走する. 🎯よくでる
- 眼窩上孔（切痕）は眼窩上神経（眼神経の枝）が通過し, 額に分布する.
- 前・後篩骨孔は前・後篩骨神経（眼神経の枝）, 動・静脈（眼動脈の枝）が通過し, 鼻腔・後篩骨洞・蝶形骨洞などに分布する.
- 下眼窩裂を通過した眼窩下神経, 眼窩下動・静脈は, 眼球の下位で眼窩下溝・眼窩下管・眼窩下孔を前走する. 🎯よくでる
- 涙腺窩に存在する涙腺から分泌された涙は, 角膜・結膜を洗浄し涙嚢窩（涙骨の涙嚢溝と上顎骨の涙嚢溝でつくられる）から鼻涙管を通り, 下鼻道（下鼻甲介の下位）へ流れる.

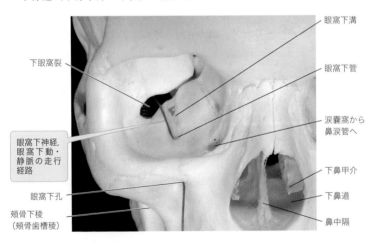

眼窩下溝
眼窩下管
涙嚢窩から鼻涙管へ
下鼻甲介
下鼻道
鼻中隔
下眼窩裂
眼窩下神経, 眼窩下動・静脈の走行経路
眼窩下孔
頬骨下稜（頬骨歯槽稜）

B 鼻腔

　鼻腔は篩孔で頭蓋腔と, 鼻涙管で眼窩と, 蝶口蓋孔で翼口蓋窩と, 切歯管で口腔と交通する.

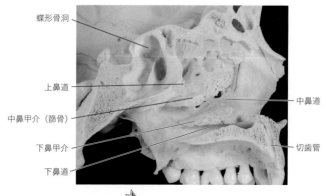

蝶形骨洞

上鼻道

中鼻甲介（篩骨）

下鼻甲介

下鼻道

中鼻道

切歯管

鼻腔の各部位と交通 よくでる

①下鼻道：鼻涙管で眼窩と，切歯管で口腔と交通する．

②中鼻道：前頭洞，前篩骨洞，上顎洞が開く．

③上鼻道：後篩骨洞が開く．

④蝶篩陥凹（鼻腔上壁）：蝶形骨洞が開く．

⑤蝶口蓋孔：翼口蓋窩と交通する．蝶口蓋孔からは翼口蓋窩で顎動脈から分枝した蝶口蓋動脈と上顎神経の分枝が進入し，鼻腔粘膜に広く分布する．その一部が切歯管を通り，口腔の切歯乳頭部に分布する．この蝶口蓋動脈の枝は，大口蓋動脈と吻合する．

 コラム：鼻腔と上咽頭の境界

鼻腔は後鼻孔までで，その後方は上咽頭（咽頭鼻部）である．鼻腔，4つの副鼻腔，そして上咽頭の粘膜は気道の一部で，多列線毛上皮からなる．

C 翼口蓋窩

翼口蓋窩は蝶形骨大翼，翼状突起，上顎骨後壁，口蓋骨で構成される空間で，外方で側頭下窩と交通する（翼口蓋窩と側頭下窩の境界部を**翼上顎裂**という）．また**正円孔**で頭蓋腔と，**下眼窩裂**で眼窩と，**蝶口蓋孔**で鼻腔と，**翼突管**で外頭蓋底と，**大口蓋管**で口腔と交通し，重要な神経，動・静脈が通過する．

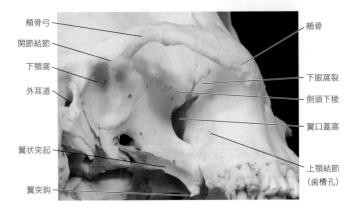

頬骨弓
関節結節
下顎窩
外耳道
翼状突起
翼突鈎

頬骨
下眼窩裂
側頭下稜
翼口蓋窩
上顎結節
（歯槽孔）

通過する神経と脈管 よくでる

①正円孔：上顎神経

②下眼窩裂：上顎神経から分枝した眼窩下神経，眼窩下動脈（顎動脈の枝）

③蝶口蓋孔：上顎神経の翼口蓋神経節の枝である後鼻枝，蝶口蓋動脈（顎動脈の枝）．鼻腔と交通する．

④翼突管（→ p.55 参照）：大錐体神経（顔面神経の枝）と深錐体神経（交感神経）が合流した翼突管神経，翼突管動脈（顎動脈の枝）

⑤大・小口蓋管（→ p.55 参照）：上顎神経から分枝した大・小口蓋神経，大・小口蓋動脈（顎動脈の枝である下行口蓋動脈の枝）

D 側頭下窩

・側頭窩の内下方に続き，蝶形骨大翼側頭下面の下方の空間である．

・側頭筋下部から筋突起，内・外側翼突筋，翼突筋静脈叢，顎動脈とその分枝などを容れる．

 コラム：側頭窩（側頭隙）と側頭下窩（側頭下隙）の境界

外側翼突筋上頭は蝶形骨側頭下稜から内面へ向かう大翼側頭下面に付着している．この側頭下稜が両者の境界の目安となる．

Chapter 2

頭蓋骨の成長発育・加齢変化

Check Point

・泉門および縫合の基本構造と成長発育について説明できる．
・頭蓋骨の成長様式について説明できる．
・頭蓋骨における歯の喪失後の形態変化を説明できる．

I．泉門

　胎児，新生児，幼児の頭蓋において，結合組織性の膜で閉鎖はされているが骨化が完了していない部位を泉門という．大泉門，小泉門，前側頭泉門，後側頭泉門が存在する．

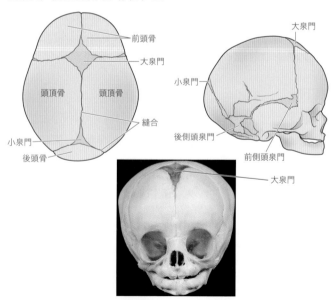

CHECK! 泉門の閉鎖時期

・泉門は生後 2～3 か月から 3 歳くらいの間に以下の順で閉鎖する.
・小泉門➡前側頭泉門➡後側頭泉門➡大泉門

II. 縫合

　成人の頭蓋骨は縫合（位置の変動がほとんどない接合）によって連結されている.

A 主な縫合

　冠状縫合，矢状縫合，ラムダ縫合，蝶頭頂縫合，鱗状縫合，頭頂乳突縫合，正中口蓋縫合，横口蓋縫合　など

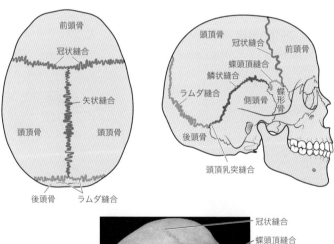

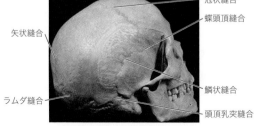

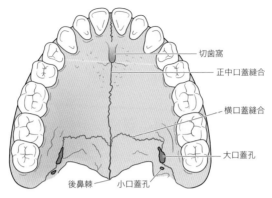

切歯窩

正中口蓋縫合

横口蓋縫合

大口蓋孔

後鼻棘　　小口蓋孔

B 頬骨が関係する縫合

・前頭頬骨縫合：前頭骨の頬骨突起と頬骨の前頭突起

・蝶頬骨縫合：眼窩外側壁における蝶形骨大翼と頬骨の縫合

・頬骨側頭縫合：頬骨側頭突起と側頭骨の頬骨突起

・頬骨上顎縫合：頬骨上顎突起と上顎骨頬骨突起

・頬骨下稜，頬骨歯槽稜：頬骨突起の下縁から，第一大臼歯に向かう隆線

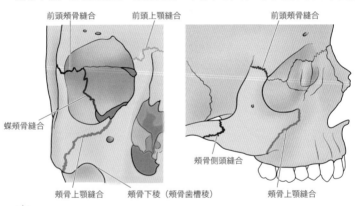

前頭頬骨縫合　　前頭上顎縫合　　　　　　　　前頭頬骨縫合

蝶頬骨縫合

頬骨上顎縫合　　頬骨下稜（頬骨歯槽稜）

頬骨側頭縫合

頬骨上顎縫合

 CHECK! 縫合の走行 よくでる

縫合の走行方向は顔面頭蓋の成長方向に影響を与える．たとえば，頬骨上顎縫合における成長過程の骨添加によって，上顎骨は前下方へ成長する．

顎骨は膜性骨化と軟骨内骨化で成長し，縫合により成長方向が決まる．

A 上顎の成長発育

上顎は縫合している周囲骨と複合的に発育し，①縫合部での成長，②骨の添加と吸収，③歯の萌出に伴う歯槽突起への骨の添加などによって成長する．

1）上顎の周囲骨との縫合による成長

・胎生期から生後3年までは各縫合部での成長が最も活発な時期であり，成長中の脳，眼球，頭蓋底軟骨，鼻中隔軟骨が，頭蓋骨，顔面骨を離開させ，縫合部での骨添加・成長と上顎複合体の位置移動が生じる．

・前頭上顎縫合（前頭骨と上顎骨の前頭突起），頬骨側頭縫合，頬骨上顎縫合，翼突口蓋縫合（蝶形骨翼状突起と口蓋骨錐体突起）はいずれも前上方から後下方へ走行している．

・骨添加による成長の方向は，縫合の走行方向に対してほぼ直角であることから，これらの縫合が発育することで，上顎は前下方に成長し，高さと奥行きが増加する．

CHECK!　前頭上顎縫合，頬骨側頭縫合，頬骨上顎縫合

これらの縫合の発育に伴い，上顎は前下方に成長し，高さと奥行きが増加する．

2）骨添加および骨吸収による成長

・上顎結節後面における骨添加と，唇側歯槽表面における骨吸収および舌側歯槽表面での骨添加によって，上顎歯列弓は後方に成長する．

・歯列弓は，後方に向かってV字型を呈する．口蓋部では骨添加が起こり，一方で鼻腔底部では骨吸収が起こるため，口蓋は下方に成長し，鼻腔は拡大される．

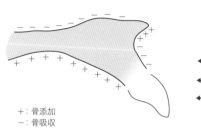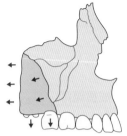

＋：骨添加
－：骨吸収

上顎歯槽部の成長方向（Enlow, 1975）

 CHECK!

上顎結節後面における骨添加⇒上顎歯列弓の後方への成長
口蓋部での骨添加，鼻腔底の骨吸収⇒鼻腔の拡大と口蓋の下方への移動

3）歯槽突起の発育

・歯の萌出に伴って歯槽突起部が発育し，上顎骨全体の高径は増加する．
 また，この歯槽突起の発育によって，口蓋の深さが増していく．
・前歯歯槽突起唇側面は成長期に吸収する．

 CHECK!

歯の萌出⇒歯槽突起の形成と上顎骨全体の高径の増加，口蓋の深さの増加
唇・頬側への骨添加と舌側での骨吸収⇒幅径・前後径の増加

4）上顎の側方への成長 よくでる

・正中口蓋縫合の成長（2歳頃まで）に伴って上顎は側方に成長する．
・上顎骨と口蓋骨からなる横口蓋縫合は，口蓋の前後的な成長にかかわる．
・切歯を内包する歯槽突起は，出生時には左右の上顎骨とは独立してお
 り，切歯骨とよばれる．
・切歯骨と上顎骨の結合部は切歯縫合とよばれ，前方への成長に関与する．
・切歯縫合は，30歳を過ぎるとほとんどが消失するため，年齢推定など
 に用いられることがある．

B 下顎の成長発育

- ・下顎骨は出生時には左右に分かれており，線維軟骨結合によって連結している．この結合は，およそ2歳までに癒合して1つの骨となる．
- ・下顎は小児期から成人期に至る間に最も成長し，以下の4つのポイントによって成長する．下顎骨が後上方に向かって成長することで，結果的に下顎は頭蓋底に対して経年的に前下方へと成長する．
  - ①下顎頭骨端軟骨の骨化および骨添加
  - ②下顎枝前縁の骨吸収および後縁の骨添加
  - ③下顎体外面の骨添加および内面の骨吸収
  - ④歯の萌出に伴う歯槽部の発育

1）下顎頭の後上方への発育

- ・下顎頭上面の骨端部では軟骨内骨化が起こる．
- ・下顎頭の外表面では骨吸収が，内部では骨添加が起こり，その結果，下顎頭は後上方へ発育する． よくでる
- ・下顎頭の成長は思春期に増大し，12 ～ 14 歳時にピークを示し，通常20 歳頃成長が終わる．

2）下顎枝の成長変化

- ・関節突起と筋突起前縁での骨吸収，筋突起後縁での骨添加
  - ➡後方へ成長
- ・下顎枝後縁への骨添加は上半部より下半部で大きいため，下顎枝は次第に直立し下顎角は直角に近づく．
- ・下顎枝の側方への成長：下顎枝外面での骨添加，内面での骨吸収による．

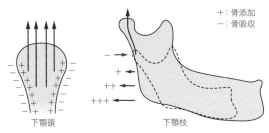

＋：骨添加
－：骨吸収

下顎頭 　下顎枝

下顎歯槽部の成長方向（Enlow, 1975）

3）下顎体の成長変化

（1）下顎体高径の増加

下顎体下縁における骨添加，歯の萌出に伴う歯槽部の成長による．

（2）オトガイ部の突出

オトガイ部における外面下方への骨添加，上方歯槽部外面の骨吸収による．

（3）下顎幅径の増加

・下顎体では，オトガイ部，小臼歯前方（小臼歯部を含む），そして小臼歯後方（大臼歯部）で発育様式が異なる．

・オトガイ部では，下方の骨添加（オトガイ隆起・オトガイ結節を形成）と左右犬歯間歯槽部の骨吸収による．

・小臼歯前方（小臼歯部を含む）では，内面の骨添加と外面の吸収による．

・小臼歯後方（大臼歯部）では，外面の骨添加，および内面では内面上方部の骨添加と内面下方部の骨吸収による．

（4）歯槽部の変化　よくでる

・前歯～小臼歯の歯槽部唇・頬側面は吸収する．

・大臼歯歯槽部頬側面は添加する．

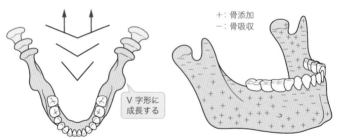

体の成長変化（Enlow, 1975）

Ⅳ. 歯の喪失後の形態変化

　歯が植立し咬合力を負担する顎骨は，歯を介してさまざまな機能圧が骨内部にまで直接作用することで，骨の外形が維持されている．そのため若年者であっても歯を喪失すると，顎骨の恒常性維持に不可欠な機械的刺激が減少し，顎骨の外形は大きく変化する．

A 上顎骨の変化

・歯を喪失した後，歯槽突起に顕著な吸収をきたす．

・歯槽突起の吸収が進むと，口蓋突起との高さの差がほとんどなくなる場合があり，後方では翼状突起と接する上顎結節部が若干高く残るのみとなる．

・歯槽突起の吸収は全体的に唇（頰）側から起こるため，無歯顎になると歯槽頂が舌側に移動し，歯槽頂線がつくるU字型は有歯顎に比べて小さくなる． 🎯よくでる

・歯槽突起の吸収とともに，口蓋突起も菲薄化する．また前方の切歯部には蝶口蓋動脈の枝，鼻口蓋神経が通る切歯管の開口部（切歯窩）が，後方の口蓋骨との境には大口蓋動脈，大口蓋神経が通る大口蓋管の開口部（大口蓋孔）がみられるが，これらは無歯顎になると拡大する． 🎯よくでる

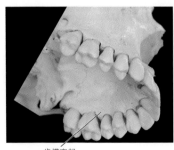

歯槽突起

有歯顎

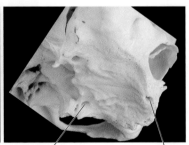

大口蓋孔　　　　　切歯窩

無歯顎

CHECK! 歯の喪失による上顎骨の形態変化

歯槽突起部がほとんど吸収した無歯顎の上顎骨では，歯槽頂線が内側（舌側）に移動する．

B 下顎骨の変化

・歯の喪失に伴い歯槽部は次第に消失し，頬側では外斜線まで，舌側臼歯部では顎舌骨筋が付着する顎舌骨筋線，オトガイ舌骨が付着するオトガイ棘の位置まで吸収が進む場合がある． よくでる

・この結果，下顎の歯槽頂線は，上顎骨の歯槽頂線より大きな外形を呈するようになる．オトガイ孔は，上顎骨における切歯窩，大口蓋孔と同様に拡大する．

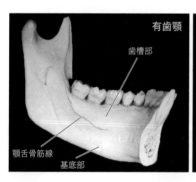

有歯顎

歯槽部

顎舌骨筋線

基底部

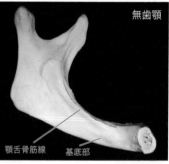

無歯顎

顎舌骨筋線

基底部

CHECK! 歯の喪失による下顎骨の形態変化

歯槽部が顎舌骨筋線まで吸収した下顎骨では，歯槽頂線が外側（頬側）に移動する．

Chapter 3

咀嚼筋, 前頸筋, 胸鎖乳突筋, 斜角筋群

Check Point

・咀嚼筋の付着部, 支配神経, 分布動脈を説明できる.
・前頸筋の付着部, 支配神経, 分布動脈を説明できる.
・頭頸部の隙を説明できる.

Ⅰ. 咀嚼筋

・主に下顎の閉口運動, 側方運動, 前方運動などに関与し, 発音・咀嚼・嚥下などに役立っている.
・4つの咀嚼筋は筋膜により包まれ, **咀嚼筋隙**の中で複雑な顎運動を担う.
・咀嚼筋（咬筋, 側頭筋, 内側翼突筋, 外側翼突筋）は, 閉口筋であるが, 外側翼突筋だけは, 咀嚼運動の中で開口筋としての役割も担う.

A 咬筋

・咬筋は走行方向の異なる浅層と深層からなり, 複雑な下顎運動を行うことが可能となっている.

起始部 : **頬骨弓下縁・内面**

頬骨体下縁, 頬骨側頭突起, 側頭骨頬骨突起に至る部位より起始する.

停止部 : **咬筋粗面**（下顎枝外面）

作用 : 下顎を前上方へ引く.

内側翼突筋と下顎枝を内外で挟み, 側方運動にも関与する.

支配神経 : **咬筋神経**（下顎神経, 三叉神経）

咬筋神経は下顎切痕を通り, 咬筋に進入する.

分布する動脈：側頭下隙で顎動脈から分岐した**咬筋動脈**が咬筋切痕を通り咬筋に進入する．その他，**顔面横動脈**（浅側頭動脈），顔面動脈などからの枝が分布する．

関連する隙：咬筋と下顎枝の間には，**咬筋下隙**が存在し，咬筋の自在な動きを可能にする．

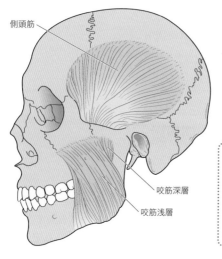

側頭筋

咬筋深層

咬筋浅層

CHECK!

咬筋に分布する咬筋神経・咬筋動脈は，側頭下隙から下顎切痕を通り咬筋に進入・分布する．

B 側頭筋

・側頭筋の起始部は広く，筋腹は強大で，下顎を強く上方に引くだけでなく，後部筋束が下顎を後方へも引いている． よくでる

起始部：**側頭窩**（上・下側頭線）

停止部：**筋突起**

作用：下顎を上方・後方へ引く．

下顎の側方運動時，後部筋束が移動方向に引く．

支配神経：**深側頭神経**（下顎神経，三叉神経）

分布する動脈：側頭下隙で顎動脈から分岐した**深側頭動脈**．その他，**中側頭動脈**・前頭枝・頭頂枝など**浅側頭動脈の枝**が分布する．

関連する隙：**側頭隙**に存在する．

CHECK! 側頭筋の力は強大 !!

・広く側頭窩（上・下側頭線）から起始した筋束が，筋突起という狭い
　領域に集まることで強大な力を発揮する.
・筋束は頬骨弓の内側を通過する.

咀嚼筋

C 内側翼突筋

・内側翼突筋の起始部
　は翼突窩だけでなく，
　一部筋束が外側翼突
　筋を挟み上顎骨に付
　着する.

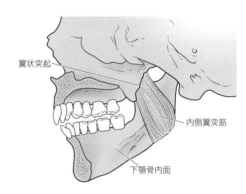

翼状突起

内側翼突筋

下顎骨内面

起始部 ：**翼突窩**. 一
部小筋束は上顎骨体お
よび外側板外面の一部
から起始

停止部 ：**翼突筋粗面**（下顎枝内面）

作用 ：下顎を前上方へ引く.

　咬筋と下顎枝を内外で挟み，側方運動にも関与する.

支配神経 ：**内側翼突筋神経**（下顎神経，三叉神経）

分布する動脈 ：側頭下隙で顎動脈から分岐した**翼突筋枝**. その他，**上
行口蓋動脈の枝**，中硬膜動脈の枝が分布する.

関連する隙 ：内側翼突筋と下顎枝の間には，**翼突下顎隙**が存在し，内
側翼突筋の自在な動きを可能にする. よくでる

CHECK! 翼突下顎隙に存在する構造物

翼突下顎隙には，下歯槽神経，舌神経，鼓索神経，下歯槽動・静脈，蝶
下顎靭帯，翼突筋静脈叢など重要な解剖学的構造物が存在する.

D 外側翼突筋

咀嚼筋

・外側翼突筋は下顎骨だけでなく，関節円板にも付着し，顎関節の運動・安定に役立っている．起始部が2つある（2頭筋）．

・複雑な咀嚼運動の中で，側方運動を伴いながら**閉口筋**としての機能をもつが，嵌合状態から両側の外側翼突筋が同時収縮すると下顎は前方へ引かれ臼歯部は開く．よって**開口筋**の機能も併せもつ．

起始部 ：上頭は蝶形骨**大翼側頭下面**（側頭下稜周囲），下頭は**翼状突起外側板外面**

停止部 ：**翼突筋窩**，一部筋線維束は**関節円板**に停止 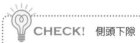 よくでる

作用 ：下顎を側方・前方へ引く（前下内方へ引く）．
両側筋腹の同時収縮で下顎を前方に引く． よくでる
片側の収縮で下顎を反対側に引く．

支配神経 ：**外側翼突筋神経**（下顎神経，三叉神経）

分布する動脈 ：側頭下窩で顎動脈から分岐した**翼突筋枝**．その他，**深側頭動脈の枝**，頬動脈の枝が分布する．

関連する隙 ：外側翼突筋と側頭筋停止部付近の間の隙を**側頭下隙**とよび，顎動脈の本幹が通過する．

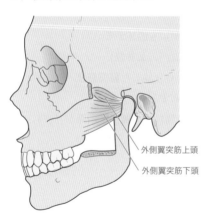

外側翼突筋上頭
外側翼突筋下頭

CHECK! 側頭下隙

外側翼突筋の外側部分で側頭筋との間の側頭下隙には，顎動・静脈，翼突筋静脈叢などが存在する．

Ⅱ．前頸筋

A 舌骨上筋

　舌骨上筋は舌骨と下顎骨・頭蓋底をつなぐ筋群で，開口・咀嚼・嚥下などに役立つ．

咀嚼筋

 CHECK! 口腔底とは よくでる

舌骨上筋の１つである顎舌骨筋は，**口腔隔膜**ともよばれ，口腔底を形成する．
また，舌骨上筋を含む多くの筋群が口腔から舌根の下部を構成する．すなわち，外皮側より**広頸筋**（→ Chapter 4 参照）➡**顎二腹筋**➡**茎突舌骨筋**➡**顎舌骨筋**➡**オトガイ舌骨筋**➡**オトガイ舌筋**となる．

1）顎二腹筋

・前腹と後腹からなり，両筋腹の間に中間腱を有する．

・前腹は**二腹筋窩**，後腹は**乳突切痕**に付着する．中間腱は舌骨体外側部に付着する．よくでる

　作用：下顎骨を固定したときは舌骨を上方へ引く．特に嚥下時には，口腔底をもちあげ，舌を口蓋に圧接する．舌骨を固定したときは下顎を引き下げる（開口時）．

　支配神経：前腹は**顎舌骨筋神経**（下顎神経，三叉神経），後腹は**二腹筋枝**（顔面神経）

　分布する動脈：顔面動脈，舌動脈の枝

　関連する隙：下顎下縁と顎二腹筋前腹・後腹で**顎下三角**，左右の顎二腹筋前腹で**オトガイ下三角**を形成する．よくでる

咀嚼筋

CHECK! 顎下隙とオトガイ下隙

- 顎下三角は 顎下隙 ，オトガイ下三角は オトガイ下隙 とほぼ同じ領域をさし，さまざまな構造物を容れる．
- 顎下隙は，顎下腺浅部，顔面動脈，オトガイ下動・静脈，顎下リンパ節などを容れる．
- オトガイ下隙は，オトガイ下動・静脈，オトガイ下リンパ節などを容れる．

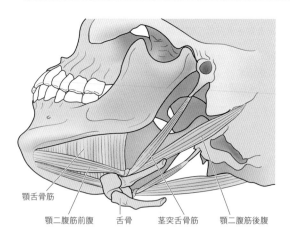

顎舌骨筋

顎二腹筋前腹　　舌骨　　茎突舌骨筋　　顎二腹筋後腹

2）茎突舌骨筋

- 顎二腹筋後腹と並走する．

- **茎状突起**から起始し，**舌骨大角**の前端に停止する．

作用 ：舌骨を後上方に引く（特に嚥下時）．

支配神経 ：**茎突舌骨筋枝**（顔面神経）

分布する動脈 ：後頭動脈，後耳介動脈の枝

3) 顎舌骨筋

　顎舌骨筋線から起始し，大半の筋束は左右の筋束同士が顎舌骨筋縫線を形成し，後方の一部の筋束は**舌骨大角**に停止する．

　作用 ：下顎骨を固定したときは舌骨を上方へ引き，口腔底，舌を引き上げる（特に嚥下時）．舌骨を固定したときは下顎を引き下げる（開口時）．

　支配神経 ：**顎舌骨筋神経**（下顎神経，三叉神経）

　分布する動脈 ：顔面動脈，舌動脈の枝

　関連する隙 ：顎舌骨筋の上部が**舌下隙**，下部が**顎下隙**となる．

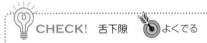

CHECK!　舌下隙　●よくでる

舌下隙は，顎下腺深部，顎下腺管（**ワルトン管** Wharton's duct），舌下腺，舌下動・静脈などを容れる．

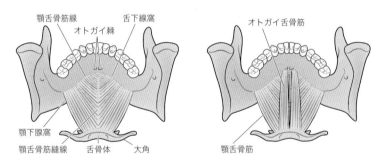

4) オトガイ舌骨筋

　オトガイ棘から起始し，**舌骨体前面**に停止する．

　作用 ：下顎骨を固定したときは舌骨を前方へ引き，舌骨を固定したときは下顎後方に引く．

　支配神経 ：**舌下神経**

　オトガイ舌骨筋は下顎骨に付着するが，舌筋と同様，舌下神経支配である．

　分布する動脈 ：舌下動脈（舌動脈）

CHECK! 舌骨上筋の支配神経

茎突舌筋と顎二腹筋後腹の付着部は茎乳突孔に近いため顔面神経支配であり，顎舌骨筋と顎二腹筋前腹は下顎骨に付着するため，咀嚼筋同様，下顎神経支配である．舌に近接するオトガイ舌骨筋は舌下神経支配である．

 CHECK! 無歯顎では舌骨上筋の付着部まで骨が吸収する場合がある

顎舌骨筋の付着部（顎舌骨筋線）は，前方では下顎前歯部高径の1/3程度の高さとなる．歯を喪失すると，顎舌骨筋線の上部の歯槽部が吸収していく．さらに，舌側の吸収が頬側よりも大きいため，歯を喪失すると 下顎の歯槽頂線は頬側に移動 する（上顎は舌側に移動）(→ p.18 参照)．

B 舌骨下筋

・舌骨の下方で，舌骨と胸骨・肩甲骨との間をつなぐ筋群で，浅層（胸骨舌骨筋，肩甲舌骨筋）と深層（胸骨甲状筋，甲状舌骨筋）で構成される．

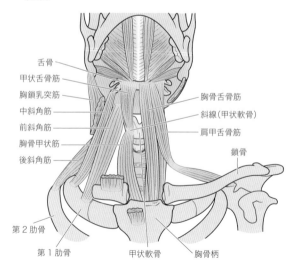

・図の左側は浅層で胸骨舌骨筋，肩甲舌骨筋が観察できる．それら両筋を除去した深層が右側で，胸骨甲状筋，甲状舌骨筋があり，その外側には第1肋骨に付着する**前斜角筋**と**中斜角筋**が存在し，**斜角筋隙**を形成する．

・斜角筋隙には**腕神経叢**，**鎖骨下動脈**が通過する． よくでる

💡 **CHECK!** 舌骨下筋の役割

・開口時，舌骨の位置を固定する．そして，舌骨下筋全体として下顎を引き下げるのに役立つ．
・嚥下時には，舌と喉頭は舌骨上筋の作用でもちあがるが，舌骨下筋の緊張によって下支えし，舌を強く口蓋に圧接することが可能となり，食塊を後方へスムーズに送るのに役立つ．

1）胸骨舌骨筋

胸骨柄・鎖骨の一部から起始し，**舌骨体下縁**に停止する．

2）肩甲舌骨筋

肩甲骨上縁（烏口突起根部）から起始し，下腹は前上方に走行し中間腱に移行して向きを変え，上腹は**舌骨体外側部**に停止する．

3）胸骨甲状筋

胸骨柄・第1肋骨の一部から起始し，**斜線**（甲状軟骨）に停止する．

4）甲状舌骨筋

斜線（甲状軟骨）から起始し，**舌骨体・大角の下縁**に停止する．

 CHECK!

舌骨下筋群は頸神経ワナからの枝が支配する．しかし甲状舌骨筋は，舌下神経の甲状舌骨筋枝と頸神経（C1）が支配する．

Ⅲ. 胸鎖乳突筋

咀嚼筋

　頸部最大の筋で側頸部の筋として分類される．胸骨・鎖骨から起始する二頭筋で，**乳様突起**に停止する．頭部を垂直に立てた状態から，左右の筋束が同時に収縮すると後屈し，顎を突き出す動作となる．顎を引いた状態からの左右の同時収縮では，前屈し顔を引いた動作となる．また片側の筋束のみが収縮すると，反対側に顔を回旋させ見上げるような動作となる．僧帽筋と同様，**副神経（第Ⅺ脳神経）**と**頸神経叢（C2 ～ 4）**の二重支配を受ける．

CHECK!　頸の部位

　頸部は，走行する筋によって多くの三角形の部位に区別される．この三角形の部位には神経・脈管が走行し，臨床的に局所解剖を理解するうえで重要である．
　胸鎖乳突筋を境に前頸三角と後頸三角を分ける．さらに前頸三角は，いくつかの部位に分かれる．顎二腹筋前腹・後腹と下顎下縁によって顎下三角，胸鎖乳突筋前縁と顎二腹筋後腹ならびに肩甲舌骨筋の上腹に囲まれる頸動脈三角，左右の顎二腹筋前腹と舌骨体によってオトガイ下三角，そして胸鎖乳突筋前縁，肩甲舌骨筋上腹ならびに正中線で筋三角を形成する．

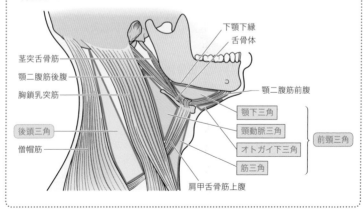

茎突舌骨筋
顎二腹筋後腹
胸鎖乳突筋
後頭三角
僧帽筋
肩甲舌骨筋上腹

下顎下縁
舌骨体
顎二腹筋前腹
顎下三角
頸動脈三角
オトガイ下三角
筋三角
前頸三角

Ⅳ．斜角筋群

　頸椎から起始し第1肋骨に停止する前斜角筋および中斜角筋，そして第2肋骨に停止する後斜角筋がある．前斜角筋と中斜角筋によって斜角筋隙を形成する（→ p.122 参照）．

（→ p.122 参照）

咀嚼筋

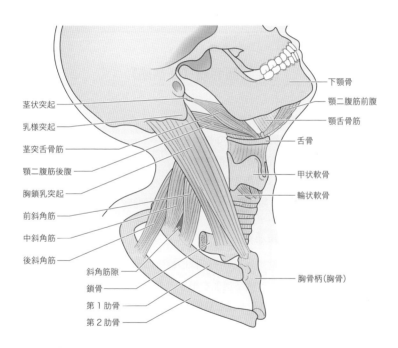

茎状突起
乳様突起
茎突舌骨筋
顎二腹筋後腹
胸鎖乳突起
前斜角筋
中斜角筋
後斜角筋
斜角筋隙
鎖骨
第1肋骨
第2肋骨

下顎骨
顎二腹筋前腹
顎舌骨筋
舌骨
甲状軟骨
輪状軟骨
胸骨柄（胸骨）

Chapter 4

顔面筋，広頸筋，舌筋

> **Check Point**
> ・顔面筋（表情筋）の付着部，支配神経，分布動脈を説明できる．
> ・モダイオラスを説明できる．
> ・舌筋の付着部，支配神経，分布動脈を説明できる．

Ⅰ．顔面筋（表情筋）

・主に顔面部浅層の皮下組織中に存在する．
・咀嚼，発音，嚥下機能に重要な役割を担う．
・顔面筋はすべて顔面神経の支配を受ける．
・顔面神経の運動枝は，茎乳突孔から出て，耳下腺深葉（深層）で耳下腺神経叢を形成し，顔面に多くの枝を出し顔面筋の運動を支配する．

A 口裂付近に集まる筋

　口裂に集まる筋の筋線維束の多くは口輪筋に合流する．口裂周囲の顔面筋全体で咀嚼，発音，嚥下機能を担う．またこれら筋群は，浅顔面隙間の中でいくつかの層構造を呈し機能している．

1）上唇から口角付近を上外方から上方へ引く筋

・外側から大頬骨筋，小頬骨筋，上唇挙筋，上唇鼻翼挙筋が並び，すべてまたは一部の筋束が上唇の皮膚に停止する．
・大頬骨筋の一部筋束は，モダイオラスに停止する．
・これらの筋群より深い層を犬歯窩から起始した口角挙筋が走行し，口角から下唇に停止し，口角を挙上する．🎯よくでる

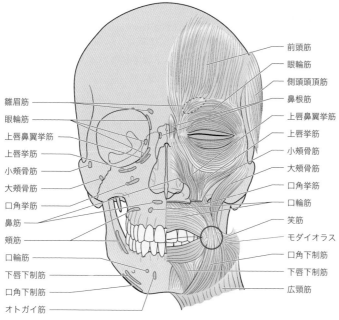

前頭筋
眼輪筋
側頭頭頂筋
鼻根筋
上唇鼻翼挙筋
上唇挙筋
小頬骨筋
大頬骨筋
口角挙筋
口輪筋
笑筋
モダイオラス
口角下制筋
下唇下制筋
広頸筋

雛眉筋
眼輪筋
上唇鼻翼挙筋
上唇挙筋
小頬骨筋
大頬骨筋
口角挙筋
鼻筋
頬筋
口輪筋
下唇下制筋
口角下制筋
オトガイ筋

顔面筋（左）とその起始部（右）

顔面筋

 CHECK! モダイオラス

- ・口角外側部やや下方で口裂周囲の筋束が収束・交錯し，収縮時皮膚は結節状に硬くなることから，口角結節，口角筋軸ともよばれる．
- ・主に大頬骨筋，頬筋，口輪筋，笑筋，口角下制筋などが関係する．
- ・モダイオラスに集中する筋束の一部，または笑筋の筋束によって，エクボがつくられる場合がある．
- ・収縮時の圧は歯列にも影響を与えるため，補綴物を装着する際に重要なチェックポイントとなる．

2）口角を側方に引く筋

　口角の側方には，耳下腺・咬筋を覆う筋膜から起始する笑筋が走行し，口角に停止して口角を側方に引く．

3）口角から下唇を下方に引く筋

オトガイ孔下部の下顎下縁付近で広く起始し，口角付近の口輪筋に停止する口角下制筋とやや内側に位置する下唇下制筋が並ぶ．

4）咀嚼と嚥下に重要な役割を担う筋

（1）頰筋

・頰部の最深層に存在する．

・上顎臼歯部歯槽隆起，**翼突下顎縫線**，頰筋稜（外斜線下部やや内側に位置する）から広く起始して前走し，一部の筋束は口輪筋に合流する．

・頰筋の上下の筋束の一部は，モダイオラスまたはそのやや前方で交錯し，口裂の閉鎖に役立つ．よくでる

・頰動脈（顎動脈）が分布する．よくでる

・頰筋の下顎骨における起始部は，頰棚の外側を取り巻くように位置している．頰筋の牽引力が骨への刺激となるため，歯を喪失し歯槽部が吸収した顎堤でも，頰棚はしっかりとした骨質が保たれ，義歯の咬合圧負担領域となりうる．

（2）口輪筋

・輪状に口裂の周囲を取り巻き走行するため，口裂の閉鎖に役立つ．

・口輪筋の深層部分の多くの筋束は，頰筋と連続性をもつ．

・口唇をとがらせる動作は，頰筋から口輪筋に連続する筋束が赤唇（紅唇）部分を押し出している．

・頰筋と口輪筋は，咀嚼・嚥下時に頰粘膜から口唇粘膜に緊張を与え，食塊を歯列上に保持する．

・口腔前庭，特に前庭円蓋（→ p.41 参照）に停留した水分や食塊の一部を固有口腔へ送る役割も担う．

5）嚥下時にオトガイの皮膚を上方に引く筋

（1）オトガイ筋

・下顎切歯部の歯槽隆起から起始し，口輪筋の下層を走行し，オトガイの皮膚に停止する．

・オトガイ筋の収縮によって，嚥下時に下顎前歯部の口腔前庭は浅くなる．

CHECK! 翼突下顎縫線

・蝶形骨翼状突起内側板先端の翼突鈎と下顎骨の頬筋稜付近を結ぶ靱帯様結合組織である.
・翼突下顎縫線は,翼突下顎ヒダの内部に位置する.翼突下顎ヒダは上部ではハミュラーノッチ部,下部ではレトロモラーパッドに続く.
・前方では頬筋,後方では上咽頭収縮筋が起始し走行する.すなわち,上下の歯列を取り囲むように口輪筋-頬筋-上咽頭収縮筋-反対側の頬筋が口腔・中咽頭という空間を取り囲んでおり,咀嚼・嚥下時の外方からの筋束の圧(この筋圧で咬合は保持される:バクシネーターメカニズム)となっている.この筋圧と歯列内部の舌圧のバランスは,補綴物製作の際に重要なチェックポイントとなる.

顔面筋

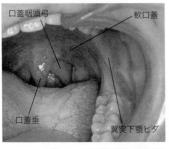

口蓋咽頭弓　　軟口蓋

口蓋垂　　翼突下顎ヒダ

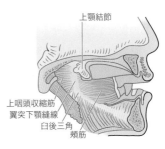

上顎結節

上咽頭収縮筋
翼突下顎縫線
臼後三角
頬筋

(第107回歯科医師国家試験)

 CHECK! ハミュラーノッチ(翼突上顎切痕)(→ p.4 参照)

・蝶形骨翼状突起内側板先端の翼突鈎と上顎結節後面によって形成される切痕のこと.
・上顎義歯床の後縁の位置は,アーライン,口蓋小窩,そして側方部のハミュラーノッチ部などを参考として製作される.
・この部の被圧変位は高く,義歯後縁を粘膜が覆い,辺縁封鎖が期待できる.

B 動脈

顔面筋には，主に表層では顔面動脈，浅側頭動脈，深層では顎動脈の枝が分布している．

Ⅱ．広頸筋

- 広頸筋は顔面神経頸枝（一部は下顎縁枝）によって支配される． よくでる
- 上部では下顎下縁付近で顔面筋を覆うように付着し，下走しながら筋束はいくつかに分かれて広がり，鎖骨を越え第2肋骨付近の皮膚に付着する．
- 頸部の皮膚を緊張させる作用をもつ．特に頭頸部の筋膜と連続性をもち，頭頸部の一部筋膜の緊張に役立っている．

> 舌骨上・下筋群同様，頸部の筋として分類されるが，由来と機能を考えると顔面筋とともに走行，支配神経を整理すべきである．

Ⅲ．舌筋

- 舌内部はほとんど筋で構成される．
- 4つの内舌筋（上縦舌筋，下縦舌筋，横舌筋，垂直舌筋）が存在し，舌の外形を自在に変え，3つの外舌筋（オトガイ舌筋，茎突舌筋，舌骨舌筋）が舌の位置を大きく移動させ，発声・咀嚼・嚥下の機能を主に担っている．
- 舌の中心には舌中隔，外表には舌粘膜下に舌腱膜をもつ．

 CHECK! 舌筋の由来と神経支配 よくでる

舌筋は発生学的には，体幹四肢の筋と同様に体節由来で，頭部の筋群にみられる鰓弓由来の筋ではない．舌筋はすべて**舌下神経**の支配を受ける．

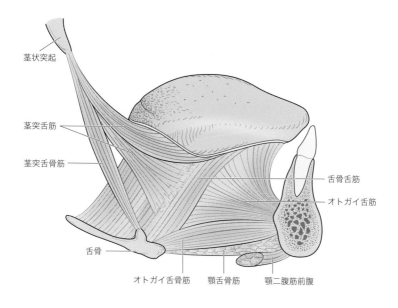

- 茎状突起
- 茎突舌筋
- 茎突舌骨筋
- 舌骨
- オトガイ舌骨筋
- 顎舌骨筋
- 顎二腹筋前腹
- 舌骨舌筋
- オトガイ舌筋

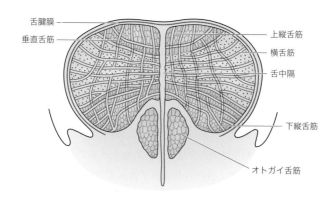

- 舌腱膜
- 垂直舌筋
- 上縦舌筋
- 横舌筋
- 舌中隔
- 下縦舌筋
- オトガイ舌筋

A 内舌筋

1) 上縦舌筋, 下縦舌筋

舌の上下を縦に走行する筋で, 舌背を短縮させる. 特に下縦舌筋は舌下面から進入してくるオトガイ舌筋と舌骨舌筋の間を縦走する.

2) 横舌筋

舌中隔から起始し, 側方の舌縁に停止する. 舌の幅を短縮する.

3) 垂直舌筋

舌の下部から舌背に向かう. 舌背を平坦にする.

顔面筋

B 外舌筋

1) オトガイ舌筋

・オトガイ棘から起始し, 舌内に進入後は舌背まで達して停止する.
・舌尖を前方に引き, 舌全体を前方に移動させ舌を突出させる. よくでる

2) 茎突舌筋

・茎状突起 (側頭骨) から起始し, 舌骨舌筋の外側を前走し, 舌側縁から舌内部に進入し舌尖付近で停止する.
・嚥下咽頭期などに舌を後方 (後上方) に引く.

3) 舌骨舌筋

・舌骨体, 小角, 大角から広く起始し, オトガイ舌筋の外側を走行し舌背に停止する.
・舌を下方 (後下方) に引く.

C 舌に分布する脈管 (→ p.51 参照) よくでる

・舌には外頸動脈の前壁から分枝した舌動脈が進入する.
・舌動脈は, 舌進入後, 舌の外部に舌下動脈を分枝させた後, 舌深動脈と名前を変え, 舌下面を舌尖まで前走する. その経過中, 舌背には舌背枝, 舌骨方向に舌骨上枝を分枝する.
・舌下動脈は舌下隙に分布する.

軟口蓋，咽頭

> **Check Point**
> ・軟口蓋筋群の機能，付着部，支配神経を説明できる．
> ・咽頭挙上筋・咽頭収縮筋の機能，付着部，支配神経を説明できる．

Ⅰ．軟口蓋

・軟口蓋は 5 つの筋（口蓋帆張筋，口蓋帆挙筋，口蓋垂筋，口蓋舌筋，口蓋咽頭筋）で構成され，発音・嚥下に役立つ可動性の口蓋である．

・口蓋咽頭筋は，舌・咽頭・喉頭へ走行した後に停止し，咽頭・喉頭と協調的に機能し，発音・嚥下機能を担う．

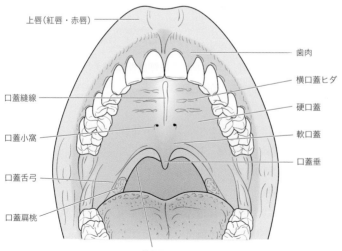

上唇(紅唇・赤唇) —
歯肉
横口蓋ヒダ
口蓋縫線
硬口蓋
口蓋小窩
軟口蓋
口蓋垂
口蓋舌弓
口蓋扁桃
口蓋咽頭弓

A 軟口蓋の粘膜構造

1) 口腔側

硬口蓋から続く口腔側の粘膜は**重層扁平上皮**であるが，非角化な部位が多い．この内部に味蕾が散在する．

2) 咽頭側

・咽頭側は鼻腔から続く粘膜で，鼻汁を移送する役目も担うため**多列線毛上皮**が主となる．

> 粘液腺が主体となる混合腺

・軟口蓋から口蓋垂にかけて**口蓋腺**が多くみられ，その導管が数本合してできた構造が**口蓋小窩**である．すなわち，口蓋小窩を目安に義歯後縁を設定すれば，後縁は粘膜下に口蓋腺が存在する被覆粘膜となり，義歯床後縁を包み込み，辺縁封鎖を得ることができる． ◉よくでる

3) 神経

粘膜の感覚神経として**小口蓋神経**が分布している． ◉よくでる

4) 動脈

軟口蓋には，主に小口蓋動脈（下行口蓋動脈，顎動脈）と上行口蓋動脈（顔面動脈）が分布している．

B 軟口蓋の筋

> 口蓋帆張筋，口蓋帆挙筋，口蓋垂筋，口蓋舌筋，口蓋咽頭筋

・軟口蓋には5つの筋が存在する．

・機能としては，①発音，②嚥下時の**鼻咽腔閉鎖**があげられ，その動きに最も重要な働きをするのが**口蓋帆挙筋**である． ◉よくでる

1) 口蓋帆張筋

軟口蓋内部では口蓋腱膜として広がり，各筋の付着部となる．

起始部 ：蝶形骨棘，**舟状窩**，耳管膜性板

走行 ：**翼突鈎**で内側に直角に曲がる．

停止部 ：**口蓋腱膜**

作用 ：収縮により口蓋帆の口蓋腱膜を緊張させる．耳管膜性板に付着していることから，耳管を開き鼓室の気圧を調節する． ◉よくでる

支配神経 ：**下顎神経** ◉よくでる

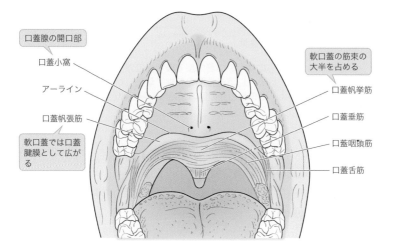

口蓋腺の開口部

口蓋小窩

アーライン

口蓋帆張筋

軟口蓋では口蓋
腱膜として広がる

軟口蓋の筋束の
大半を占める

口蓋帆挙筋

口蓋垂筋

口蓋咽頭筋

口蓋舌筋

・軟口蓋
・咽頭

 CHECK! 鼻咽腔閉鎖機能

軟口蓋の筋，特に口蓋帆挙
筋の収縮によって軟口蓋が
嚥下時に挙上する．舌は口
蓋に押しつけられ，咽頭後
壁は上咽頭収縮筋・口蓋咽
頭筋などの収縮によって前
方へ突出する．これらの動
きで鼻腔と咽頭は遮断（鼻
咽腔閉鎖）され，食塊は食
道方向へ移送される．

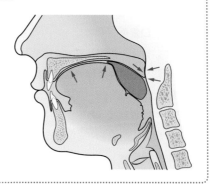

 CHECK! 口蓋帆

軟口蓋の後部を口蓋帆，最後部の突出部を口蓋垂という．嚥下の際，軟
口蓋は挙上し，上咽頭（咽頭鼻部）と中咽頭（咽頭口部）を遮断する．

CHECK! 　口蓋腱膜

口蓋帆張筋の停止部の腱が軟口蓋内部で膜状に広がったもので，口蓋骨の後縁に固着している．口蓋帆張筋の収縮で緊張した口蓋腱膜は収縮のための足場を固め，他の軟口蓋の筋の起始部・停止部となる．

・軟口蓋
咽頭

2) 口蓋帆挙筋

起始部 ：側頭骨岩様部，耳管軟骨

走行 ：軟口蓋内部の筋束の多くは，この口蓋帆挙筋で構成される．

停止部 ：**口蓋腱膜**（の上面）

作用 ：口蓋帆の挙上 ── 鼻咽腔閉鎖機能に最も役立つ　🎯 よくでる

支配神経 ：咽頭神経叢（迷走神経咽頭枝，舌咽神経咽頭枝で構成）

3) 口蓋垂筋

起始部 ：**後鼻棘**（口蓋骨後縁）

走行 ：軟口蓋正中を後下方に走行

停止部 ：**口蓋垂**

作用 ：口蓋垂の短縮と挙上 ➡ 結果として軟口蓋中央部は厚くなる

支配神経 ：**咽頭神経叢**（迷走神経咽頭枝，舌咽神経咽頭枝で構成）

4) 口蓋舌筋

起始部 ：**口蓋腱膜**（の下面）

走行 ：口蓋舌弓内を下走

停止部 ：**舌側縁**

作用 ：舌根部を挙上して口峡の閉鎖に役立つ．── 特に嚥下時　🎯 よくでる

支配神経 ：**咽頭神経叢**（迷走神経咽頭枝，舌咽神経咽頭枝で構成）

5) 口蓋咽頭筋

起始部 ：**口蓋腱膜**（の上面）

走行 ：口蓋咽頭弓内から咽頭側壁を下走

停止部 ：**咽頭側壁**（一部筋束は**甲状軟骨**に停止）

作用 ：①軟口蓋を引き下げ，咽頭を挙上する．── 特に嚥下時

②左右の口蓋咽頭弓を正中に近づける.

支配神経 ：**咽頭神経叢**（迷走神経咽頭枝，舌咽神経咽頭枝で構成）

CHECK!　前庭円蓋

口腔前庭では咀嚼粘膜である歯肉から可動粘膜である歯槽粘膜に移行し，反転して口唇または頬粘膜に移行する．この反転部はドーム状を呈し，前庭円蓋とよばれる．

Ⅱ. 咽頭

・咽頭は鼻腔，口腔，喉頭の後部に位置する中腔状の構造物である．

・上端は蝶形骨の後部から後頭骨の下部，下端は**輪状軟骨**と**第6頸椎**上縁の高さに位置する．よくでる

・咽頭の後壁は椎前葉と接し，両者の間が**後咽頭隙**である．

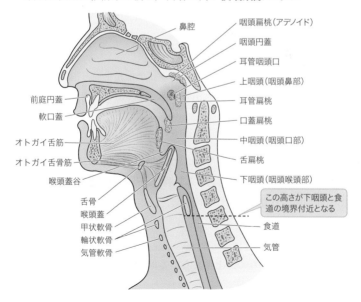

CHECK! 咽頭円蓋

咽頭最上部の上壁はドーム状を呈しており，咽頭円蓋とよばれる．この上壁から後壁の粘膜には，咽頭扁桃というリンパ組織が存在する．

A 上咽頭（咽頭鼻部）

1）粘膜構造

・後鼻孔より後方が上咽頭で，粘膜は鼻腔から連続性をもっている．すなわち，上咽頭の粘膜は耳管咽頭口周囲までは**多列線毛上皮**であり，鼻腔からの分泌液をせん毛運動で後方へ送る機能をもつ．🎯よくでる

・粘膜の感覚は主に**上顎神経**が担う．

2）耳管咽頭口

・上咽頭側壁には，耳管の開口部である耳管咽頭口があり，ここから空気を鼓室（鼓膜と内耳の間の空間）に送り，鼓室の**気圧調節**を行っている．🎯よくでる

・耳管咽頭口の後部には**耳管扁桃**が存在する．

B 中咽頭（咽頭口部）

口腔の後方，すなわち左右の口蓋舌弓を結ぶ仮想平面（口峡）から後方が中咽頭で，上下的には軟口蓋の高さから，舌根と喉頭蓋の間の空間の最下部までをいう．

1）粘膜構造

・中咽頭粘膜は食塊が通過するため重層扁平上皮からなる．

・口腔から食道までの食塊が通過する粘膜は，基本的に**重層扁平上皮**.

・咽頭周囲粘膜の感覚は，主に**舌咽神経**，**迷走神経**および**交感神経**からなる**咽頭神経叢**が担う．

2）口蓋腺

・軟口蓋は下壁だけでなく，上壁にも口蓋腺が散在し，粘性の強い唾液を分泌している．🎯よくでる

・軟口蓋粘膜の感覚は小口蓋神経，口蓋腺唾液の分泌は大錐体神経（顔面神経）が担う．よくでる

3）口蓋扁桃

・口蓋舌弓と口蓋咽頭弓の間には扁桃窩という陥凹があり，そこに口蓋扁桃が存在する．よくでる

・この周囲には，顔面動脈の**扁桃枝**が主に分布する．

4）舌根

・舌根は中咽頭に位置するため，舌咽頭部とよぶこともある．

・舌根には**舌扁桃**が存在する．よくでる

・舌根の感覚・味覚はすべて舌咽神経が支配するが，舌根中央から喉頭蓋にかけた粘膜には迷走神経の上喉頭神経が分布している．

・粘液腺である後舌腺（分泌は舌咽神経が支配）が存在する．

C 下咽頭（咽頭喉頭部）

・喉頭の後部が下咽頭で，下方は狭くなって食道に続く（漏斗状を呈する）．最下方部は粘膜下を輪状軟骨から起始する筋束（輪状咽頭筋：下咽頭収縮筋の一部）が走行し，平常時は食道入口部を閉じている．

・喉頭口の両側には粘膜の陥凹があり，梨状陥凹とよばれる．よくでる

・粘膜の感覚神経は迷走神経が主となる．

・喉頭蓋前面と舌の間には**正中舌喉頭蓋ヒダ**（→ p.78 参照）があり，その両側の喉頭蓋前面の陥凹を**喉頭蓋谷**とよぶ．よくでる

> **CHECK!** ワルダイエルの咽頭輪（→ p.60 参照）
>
> 上咽頭には咽頭円蓋にある咽頭扁桃，少し下がった位置で左右に耳管扁桃があり，中咽頭には左右にある口蓋扁桃，そして舌根には舌扁桃が存在する．これらの扁桃はリング状に位置することから，ワルダイエルの咽頭輪とよばれ，鼻腔や口腔から進入する外敵に対し生体防御的に働く．

D 咽頭挙上筋と支配神経

会話や嚥下時に咽頭を挙上する筋を咽頭挙上筋とよぶ.

1）茎突咽頭筋

起始部 ：茎状突起

走行 ：上・中咽頭筋の間から咽頭内に進入し内壁に沿って下行する.

停止部 ：甲状軟骨の上縁から後縁，一部は喉頭蓋に付着する.

支配神経 ：**舌咽神経**

2）耳管咽頭筋

起始部 ：耳管軟骨

走行 ：口蓋咽頭筋と合流し，咽頭側壁を下行する.嚥下時，耳管を開く.

停止部 ：**咽頭側壁**

支配神経 ：**咽頭神経叢**（迷走神経咽頭枝，舌咽神経咽頭枝で構成）

3）口蓋咽頭筋

軟口蓋の筋である口蓋咽頭筋は咽頭挙上筋としても機能を発揮する.

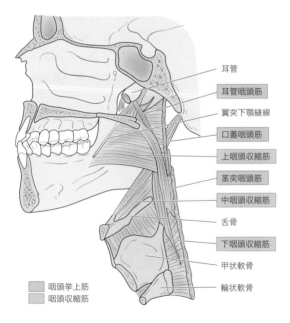

CHECK!

嚥下反射時に，咽頭を縦走する 3 つの咽頭挙上筋が咽頭を挙上し，食塊を受け入れる．さらに受け入れた食塊を下方へ移送するため，輪走する上・中・下の咽頭収縮筋が上位から下位へ連動して収縮する．

E 咽頭収縮筋と支配神経

　嚥下時に食塊を下方に送る輪走筋で，上位の筋束から順に収縮し，蠕動運動に似た機能を発揮して食塊を食道へ送る．

1) 上咽頭収縮筋

起始部 ：翼突鈎，**翼突下顎縫線**，下顎骨の一部（顎舌骨筋線上から周囲の骨）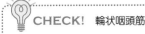よくでる

走行 ：起始部から咽頭を囲むように後走する．

停止部 ：**咽頭縫線**（咽頭縫線の最上部は咽頭結節に付着）

支配神経 ：**咽頭神経叢**（迷走神経咽頭枝，舌咽神経咽頭枝で構成）

2) 中咽頭収縮筋

起始部 ：茎突舌骨靱帯下端，**舌骨大角・小角** 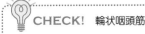よくでる

走行 ：起始部から咽頭を囲むように後走する．

停止部 ：**咽頭縫線**（咽頭縫線の最上部は咽頭結節に付着）

支配神経 ：**咽頭神経叢**（迷走神経咽頭枝，舌咽神経咽頭枝で構成）

3) 下咽頭収縮筋

起始部 ：甲状軟骨，輪状軟骨 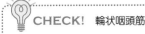よくでる

走行 ：起始部から咽頭を囲むように後走する．

停止部 ：**咽頭縫線**（咽頭縫線の最上部は咽頭結節に付着）

支配神経 ：**咽頭神経叢**（迷走神経咽頭枝，舌咽神経咽頭枝で構成）

CHECK! 輪状咽頭筋

　下咽頭収縮筋の筋束で，輪状軟骨から起始する筋束だけを輪状咽頭筋とよび，食道上部の括約筋として分類する場合がある．輪状咽頭筋の収縮により，平常時は食道に空気が入ることはない．

・軟口蓋
・咽頭

Chapter 6

頭頸部の動脈

Check Point

・心臓から口腔・咽頭各部位へ向かう脈管の経路を説明できる.

・頭頸部の主要な隙と通過する動脈を関連づけて説明できる.

・頭頸部の主要な動脈を皮膚上および口腔内から特定できる.

Ⅰ．心臓から出る脈管の経路

・心臓から出た上行大動脈からは**冠状動脈**，大動脈弓からは腕頭動脈・左総頸動脈・左鎖骨下動脈が出る． よくでる

・腕頭動脈は，右総頸動脈と右鎖骨下動脈に分かれる.

・左右の総頸動脈は頸動脈鞘内を上行し，甲状軟骨上縁で外頸動脈と内頸動脈に分かれる． よくでる

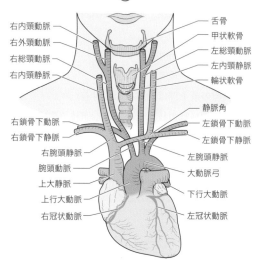

右内頸動脈
右外頸動脈
右総頸動脈
右内頸静脈

舌骨
甲状軟骨
左総頸動脈
左内頸静脈
輪状軟骨

右鎖骨下動脈
右鎖骨下静脈
右腕頭静脈
腕頭動脈
上大静脈
上行大動脈
右冠状動脈

静脈角
左鎖骨下動脈
左鎖骨下静脈
左腕頭静脈
大動脈弓
下行大動脈
左冠状動脈

Ⅱ. 頭蓋腔へ進入する動脈

頭蓋腔には**椎骨動脈**と**内頸動脈**が進入し，分布している．

A 椎骨動脈

鎖骨下動脈の枝で，**第6頸椎の横突孔**から上位椎骨の横突孔を上行し，**大後頭孔**から頭蓋腔へ入る．頭蓋腔へ進入後に左右の椎骨動脈が吻合し，脳底動脈となる．🎯よくでる

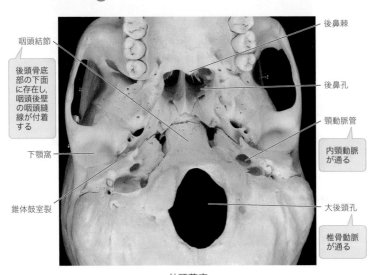

咽頭結節

後頭骨底部の下面に存在し，咽頭後壁の咽頭縫線が付着する

下顎窩

錐体鼓室裂

後鼻棘

後鼻孔

頸動脈管

内頸動脈が通る

大後頭孔

椎骨動脈が通る

外頭蓋底

頭頸部（動脈）

CHECK! 椎骨動脈の走行

第6頸椎の横突孔 ➡ より上位の横突孔 ➡ 大後頭孔 ➡ 頭蓋腔

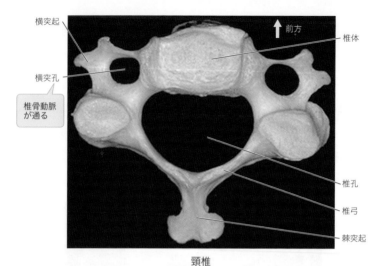

横突起

横突孔

↑前方

椎体

椎孔

椎弓

棘突起

頸椎

B 内頸動脈

・総頸動脈は**甲状軟骨上縁**で外頸動脈と内頸動脈に分かれる. よくでる

・総頸動脈は迷走神経, 内頸静脈とともに**頸動脈鞘内**を走行する.

・側頭骨の頸動脈管を通り, 内頭蓋底では破裂孔の上部を通過する.

・翼突管動脈が破裂孔を通過し, 内頸動脈と合流する.

・頸動脈管を通過した内頸動脈は, まず**眼動脈**を分岐する. 眼動脈は**視神経管**から眼窩へ進入し, 視覚器に分布する. よくでる

・内頸動脈の系統動脈は, 脳底で椎骨動脈の系統の動脈と連絡吻合し, 大脳動脈輪（**Willis の動脈輪**）を形成する.

🔅 CHECK! 内頸動脈と椎骨動脈の走行

・総頸動脈は甲状軟骨上縁で外頸動脈と内頸動脈に分岐し, 内頸動脈は頸動脈管（側頭骨）を通って頭蓋腔へ入る.

・椎骨動脈は鎖骨下動脈から分岐し, 第 6 頸椎の横突孔から上行し, 大後頭孔を通って頭蓋腔へ入る.

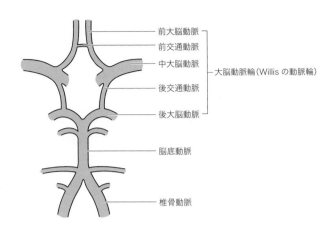

前大脳動脈
前交通動脈
中大脳動脈
後交通動脈　　大脳動脈輪（Willis の動脈輪）
後大脳動脈
脳底動脈
椎骨動脈

頭頸部
（動脈）

CHECK! 　頸動脈小体と頸動脈洞

・頸動脈小体は総頸動脈の分岐部に位置し，末梢化学受容器として血中の酸素および二酸化炭素の分圧（濃度）検知し，さらに pH や温度の変化も検知する.

・総頸動脈から内頸動脈へ分岐した部位は頸動脈洞とよばれ，膨隆している. 頸動脈洞は動脈圧を検知し調節に役立っている.

・頸動脈洞，頸動脈小体は舌咽神経，大動脈小体は迷走神経が支配している.

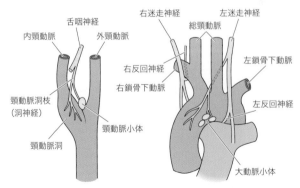

頸動脈小体，大動脈小体➡動脈の酸素分圧，pH を検知
圧受容器の頸動脈洞➡血圧を検知

Ⅲ. 外頸動脈

・甲状軟骨上縁で総頸動脈が内頸動脈と外頸動脈に分かれると,外頸動脈は主に上下顎と顔面部に分布する.

・外頸動脈の分枝は8本で,前壁から上甲状腺動脈・舌動脈・顔面動脈が,内壁から上行咽頭動脈が,後壁から後頭動脈・後耳介動脈が分岐し,顎関節部で下顎枝の内側へ向かう顎動脈と外側へ向かう浅側頭動脈の2本の終枝で終わる.

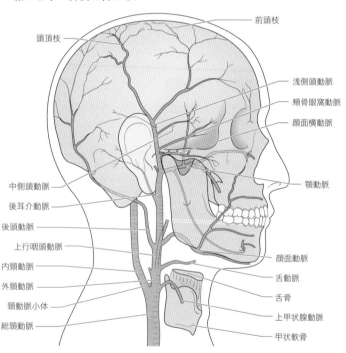

前頭枝

頭頂枝

浅側頭動脈

頬骨眼窩動脈

顔面横動脈

顎動脈

中側頭動脈

後耳介動脈

後頭動脈

上行咽頭動脈

内頸動脈

外頸動脈

頸動脈小体

総頸動脈

顔面動脈

舌動脈

舌骨

上甲状腺動脈

甲状軟骨

A 上甲状腺動脈

外頸動脈の最初の枝で,甲状腺へ向かい下行する.喉頭前面にも枝を出すため,気管切開の際の損傷に注意すべき血管である.

B 舌動脈

- 舌骨の高さで外頸動脈から分枝する.
- 舌に進入した舌動脈は，**舌骨上枝**を分枝した後，**舌深動脈**と名を変え舌尖に向かう．その経過中，舌背へ向かい上行する**舌背枝**を多数分枝する.
- 舌骨舌筋の前縁付近で**舌下動脈**を**舌下隙**へ分枝する．🏵よくでる
- 舌下動脈は舌下腺の下部を前走し，舌下部に広く分布した後，顎舌骨筋前縁付近でオトガイ下動脈と吻合し下顎骨前歯部の骨膜下に分布する．ときとして下顎骨の**舌側孔**から骨内部へ進入する.
- まれに舌下動脈は舌下腺下部から小臼歯部へ向かい骨に沿って走行する場合があり，下顎骨小臼歯部における歯科インプラント手術の際，舌側へのインプラント体の穿孔が血管損傷を惹起した症例が報告されている.

頭頸部（動脈）

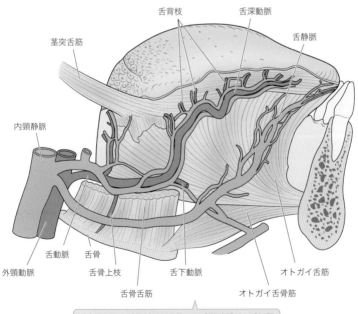

舌背枝　舌深動脈　舌静脈　茎突舌筋　内頸静脈　外頸動脈　舌動脈　舌骨　舌骨上枝　舌骨舌筋　舌下動脈　オトガイ舌筋　オトガイ舌骨筋

舌内部には，舌動脈から分枝した舌深動脈が，舌下面を舌尖付近まで前走する

C 顔面動脈

- ・顔面動脈は，咬筋停止部前縁付近で顔面へ向かう枝を出し，**下唇動脈・上唇動脈**・眼角動脈などを分枝しながら上行する．

- ・**顎下隙**（顎下三角）では，顎下腺へ**腺枝**を分枝後，**オトガイ下動脈**を分枝し，**オトガイ下隙**（オトガイ下三角）まで前走する．一部の血管網は舌下動脈と吻合する．よくでる

- ・下顎骨内面では**扁桃枝**と**上行口蓋動脈**を分枝し，両動脈は内側翼突筋に沿って上行し，扁桃枝は**口蓋扁桃**付近，上行口蓋動脈は主に**軟口蓋**に血液を供給する．

頭頸部
動脈

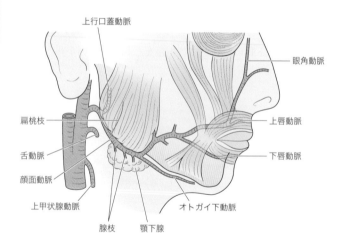

上行口蓋動脈
眼角動脈
扁桃枝
上唇動脈
舌動脈
下唇動脈
顔面動脈
上甲状腺動脈
オトガイ下動脈
腺枝　顎下腺

D 上行咽頭動脈

外頸動脈の内側から分枝し，咽頭壁に広く分布する．よって**咽頭筋群**は，主に上行咽頭動脈から血液の供給を受ける．

E 浅側頭動脈

外頸動脈の終枝で，顔面部表層に広く分布する．主な分枝として，耳下腺に分布する**耳下腺枝**，浅顔面隙を横走し，顔面筋（表情筋）などに分布する**顔面横動脈**，側頭筋に分布する**中側頭動脈**などがある．

F 顎動脈

外頸動脈の終枝で，顎関節部から下顎枝内面へ向かい側頭下隙を横走する．顎動脈の走行は，以下の3つの領域に分け理解する必要がある．

1) 下顎枝部

①**深耳介動脈**：外耳道に分布

②**前鼓室動脈**：錐体鼓室裂から鼓室に進入し，鼓室に分布

③**中硬膜動脈**：棘孔から頭蓋腔へ進入し脳硬膜へ分布

④**下歯槽動脈**：下顎孔から下顎骨内部へ進入し，下顎管内を前走中，下顎の歯や歯肉（歯枝・歯肉枝）に枝を出す．下顎第二小臼歯部付近で，オトガイ孔から出て下唇に分布する**オトガイ動脈**と前歯へ向かう切歯枝に分かれる．オトガイ動脈は主に下唇に分布する． よくでる

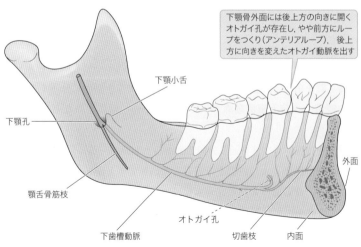

> 下顎骨外面には後上方の向きに開くオトガイ孔が存在し，やや前方にループをつくり（アンテリアループ），後上方に向きを変えたオトガイ動脈を出す

下顎小舌

下顎孔

外面

顎舌骨筋枝

オトガイ孔

下歯槽動脈

切歯枝

内面

下顎骨内面

2）翼突部

①咬筋動脈：下顎切痕を通り下顎枝外側の**咬筋下隙へ出て，顎関節・咬筋**に分布する．🎯よくでる

②深側頭動脈：**側頭筋**に分布

③翼突筋枝：**外側翼突筋**と**内側翼突筋**に分布

④頬動脈：頬筋外面で**浅顔面隙**を前走し，**頬筋**や付近の顔面筋（表情筋）に分布🎯よくでる

3）翼口蓋部

①後上歯槽動脈：**歯槽孔**から上顎骨内に進入し，上顎臼歯・周囲歯周組織に分布する．走行部位は上顎洞外側壁に近く，上顎洞への処置の際は損傷に注意する必要がある．また**前上歯槽動脈**と吻合する．🎯よくでる

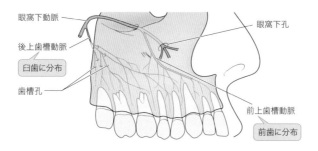

眼窩下動脈
眼窩下孔
後上歯槽動脈
白歯に分布
歯槽孔
前上歯槽動脈
前歯に分布

②眼窩下動脈：**下眼窩裂**から眼窩に進入し，眼球の下部を眼窩下溝・眼窩下管を前走，**眼窩下孔**から上顎骨外部へ出て中顔面に分布する．その経過中，**前上歯槽動脈**が出て前歯部の歯・歯周組織などに分布する．🎯よくでる

③翼突管動脈：翼突管を通り外頭蓋底から上咽頭の一部に分布する．

④下行口蓋動脈：大口蓋管を下行し，大口蓋動脈と小口蓋動脈に分かれる．大口蓋動脈は大口蓋孔から出て，口蓋溝を前走し主に硬口蓋に分布する．小口蓋動脈は小口蓋孔から出て，主に軟口蓋に分布する．

⑤蝶口蓋動脈：蝶口蓋孔から鼻腔に進入し，鼻腔粘膜（外側後鼻枝）・上咽頭の一部に分布する．また，鼻中隔の粘膜に分布した脈管（中隔後

頭頸部（動脈）

鼻枝）の一部が，鼻口蓋動脈として切歯管を通り，大口蓋動脈と吻合する．

よくでる

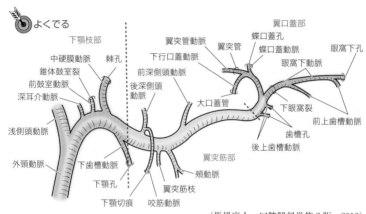

（馬場麻人，口腔解剖学第 2 版，2018）

CHECK!　顎動脈の分枝

顎動脈は外頸動脈の終枝として，顎関節部から下顎枝内面に進入し，翼突下顎隙➡側頭下隙➡翼口蓋窩へ進む．その間，13 本の枝を顎骨周囲に分枝する．

頭頸部
（動脈）

Chapter 7

頭頸部の静脈・リンパ・扁桃

> **Check Point**
> ・頭頸部の静脈の経路および通過する隙を説明できる.
> ・頭頸部のリンパの経路および通過する隙を説明できる.
> ・頭頸部の扁桃の位置を説明できる.

Ⅰ. 頭頸部の静脈

・頭頸部の静脈の大半は**内頸静脈**に合流するが,一部は浅層を走る**外頸静脈**に集められる.

・胸鎖関節の後面付近で,外頸静脈・鎖骨下静脈・内頸静脈が合流し**腕頭静脈**となる. 🎯よくでる

・左右の腕頭静脈は,胸骨と右第1肋骨内側端の胸肋関節後面付近で合流し,**上大静脈**となる(→ p.93 参照).

A 内頸静脈

頸静脈孔から下行する内頸静脈には,外頸動脈分布領域の喉頭部を除くほとんどの血液が集められる.頸部を下行中,主に以下の4つの静脈血を受け入れる.

1)浅側頭静脈

浅側頭動脈とほぼ伴走し,顎関節の後下方の耳下腺隙内で顎静脈と合流する.

2)顎静脈

顎動脈の付近,すなわち**側頭下隙**から**翼突下顎隙**に存在する**翼突筋静**

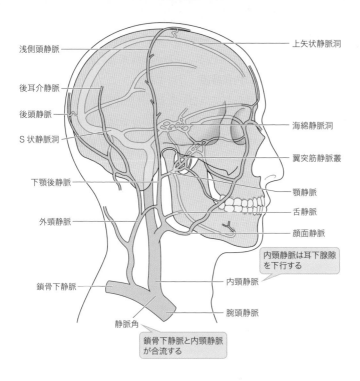

浅側頭静脈

後耳介静脈

後頭静脈

S状静脈洞

下顎後静脈

外頸静脈

鎖骨下静脈

静脈角

上矢状静脈洞

海綿静脈洞

翼突筋静脈叢

顎静脈

舌静脈

顔面静脈

内頸静脈は耳下腺隙
を下行する

内頸静脈

腕頭静脈

鎖骨下静脈と内頸静脈
が合流する

頭頸部
（静脈・リンパ）

脈叢からの静脈血が流れる.

3) 下顎後静脈 よくでる

浅側頭静脈と顎静脈が合流し，**耳下腺隙**，すなわち**下顎枝後縁**を下行する静脈で，下顎枝におよぶ外科手術の際は損傷に注意する必要がある.

4) 顔面静脈

顔面動脈とほぼ伴行して走行し，咬筋前縁から**顎下隙**に進入し**顎下腺**の下面を走行後，**下顎角部**付近で**下顎後静脈**と合流し内頸静脈へ向かう.

> 🔅 **CHECK!** 耳下腺隙を下行する下顎後静脈
>
> 浅側頭静脈は，頭頂側面および側頭筋外側部からの静脈，側頭筋からの
> 中側頭静脈 ， 顔面横静脈 などを集め，顎静脈と合流して下顎後静脈を
> 形成する.

B 外頸静脈

- 主に後頭部からの静脈血を集める．一般的に胸鎖乳突筋の外側を下行し**鎖骨下静脈**，あるいは**内頸静脈**に合流する．
- 外頸静脈と外頸動脈は伴行していないことに注意が必要である．
- 上矢状洞溝・横洞溝・S状洞溝と頭蓋内部の静脈血を集め，側頭骨と後頭骨の頸静脈切痕で構成される**頸静脈孔**から頸部に**内頸静脈**として出る．
- 頸静脈孔には**孔内突起**があり，その後方部分を静脈が通過し内頸静脈として頸部を下行する．
- 頸静脈孔で，孔内突起より前方の小部分は，**舌咽神経・迷走神経・副神経**が通過する． よくでる

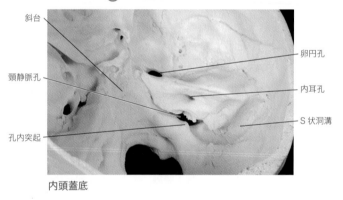

斜台
頸静脈孔
孔内突起
卵円孔
内耳孔
S状洞溝

内頭蓋底

Ⅱ. リンパ

- リンパ管にはリンパが流れ，その途中に位置する免疫器官の1つであるリンパ節で，組織内に侵入してきた，あるいは生じた非自己異物を食作用によって処理している．
- 感染や癌の拡大を知るうえで，リンパの経路を理解することは重要である．
- オトガイ下リンパ節，顎下リンパ節，耳下腺リンパ節などが深頸リン

パ節へ流入する.

・肩甲舌骨筋より上部を上深頸リンパ節,下部を下深頸リンパ節とよぶ.

A オトガイ下リンパ節 🎯よくでる

下顎前歯を中心に下唇・舌尖などからのリンパが流入するリンパ節で,オトガイ下隙(オトガイ下三角)に数個存在する.オトガイ下リンパ節からのリンパは顎下リンパ節へ向かう.

B 顎下リンパ節 🎯よくでる

下顎前歯・第三大臼歯部を除く歯と周囲組織・上唇・頬部・舌体部・硬口蓋前方部などからのリンパが流入するリンパ節で,顎下隙(顎下三角)に存在する.顎下リンパ節からのリンパは深頸リンパ節へ向かう.

C 上深頸リンパ節 ← 肩甲舌骨筋より上部の深頸リンパ節

胸鎖乳突筋の内側で内頸静脈に沿って位置し,肩甲舌骨筋より上位のリンパ節を上深頸リンパ節とよぶ.ここには顎下リンパ節からのリンパだけではなく,鼻腔後部・硬口蓋後部・軟口蓋・舌根・第三大臼歯部付近からのリンパも流入する.

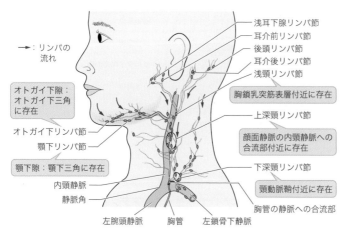

→:リンパの流れ

浅耳下腺リンパ節
耳介前リンパ節
後頭リンパ節
耳介後リンパ節
浅頸リンパ節

オトガイ下隙:オトガイ下三角に存在

胸鎖乳突筋表層付近に存在

上深頸リンパ節

顔面静脈の内頸静脈への合流部付近に存在

オトガイ下リンパ節
顎下リンパ節

顎下隙:顎下三角に存在

下深頸リンパ節

頸動脈鞘付近に存在

内頸静脈
静脈角

胸管の静脈への合流部

左腕頭静脈　胸管　左鎖骨下静脈

Ⅲ. 扁桃

　扁桃は**リンパ小節**の集合体で, 粘膜下に免疫器官として存在する. 咽頭には4つの扁桃が存在する. これらが上咽頭・中咽頭の空間, すなわち鼻腔と口腔の後方の空間を取り囲むように存在することから, **ワルダイエルの咽頭輪**（Waldeyer's ring）とよばれる. すなわちワルダイエルの咽頭輪に存在するリンパ組織が, 鼻腔や口腔から侵入してくる細菌やウイルスなどの異物から体を守っている.

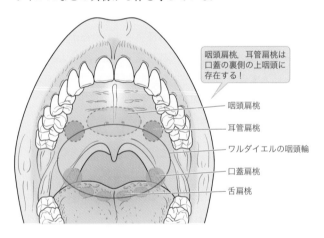

咽頭扁桃, 耳管扁桃は口蓋の裏側の上咽頭に存在する!

- 咽頭扁桃
- 耳管扁桃
- ワルダイエルの咽頭輪
- 口蓋扁桃
- 舌扁桃

A 咽頭扁桃　よくでる

　上咽頭の上壁から後壁にかけて存在する. **アデノイド**ともいう. 5, 6歳頃最も大きくなり, 免疫機能が未熟な乳幼児の体を守る.

B 耳管扁桃

上咽頭の**耳管咽頭口**後部に存在し，耳管への細菌やウイルスの侵入を防いでいる．

C 口蓋扁桃 よくでる

中咽頭の**口蓋舌弓**と**口蓋咽頭弓**の間の**扁桃窩**に存在する．アーモンドのような形をしており，表面積が広いことから炎症を生じやすい．

D 舌扁桃

中咽頭に位置し，**舌根**（舌咽頭部）の粘膜下に存在する．

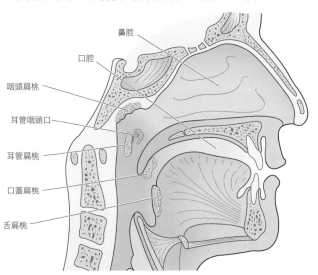

鼻腔

口腔

咽頭扁桃

耳管咽頭口

耳管扁桃

口蓋扁桃

舌扁桃

頭頸部
腺・リンパ

CHECK! 耳管を開くメカニズム

耳管軟骨部から起始する耳管咽頭筋（→ p.44 参照）と，蝶形骨棘・舟状窩・耳管膜性板から起始する口蓋帆張筋（→ p.38 参照）が関与する．耳管隆起の延長に耳管咽頭ヒダがあり，その深層に耳管咽頭筋が走行する．嚥下時における両筋の収縮で耳管を開き，鼓室の気圧を調節する．

Chapter 8

頭頸部の神経

> **Check Point**
> ・主な脳神経の経路を説明できる.
> ・口腔内および頭頸部皮膚の各部位に分布する神経を説明できる.
> ・歯科治療において神経損傷が生じやすい部位と損傷した場合の症状を説明できる.

Ⅰ. 上顎神経

・上顎神経は**感覚神経**である.

・**正円孔**から**翼口蓋窩**に出て,**眼窩下神経**と名を変え,**下眼窩裂**から眼窩に入り,眼球の下で**眼窩下溝**,**眼窩下管**,**眼窩下孔**を通り,中顔面に出て下眼瞼から上唇まで広く分布する.

・その経過中,上顎の歯に枝を出す.上顎大臼歯へは,**歯槽孔**から骨内に進入した**後上歯槽枝**が分布する. 🎯よくでる

・上顎神経は,翼口蓋窩で**翼口蓋神経**を分枝し,**翼口蓋神経節**をもつ.翼口蓋神経節から蝶口蓋孔を通り鼻腔へ,**大口蓋管**を通り**大口蓋孔**から**大口蓋神経**を主に硬口蓋へ,**小口蓋管**を通り**小口蓋孔**から**小口蓋神経**を主に軟口蓋へ分布させる. 🎯よくでる

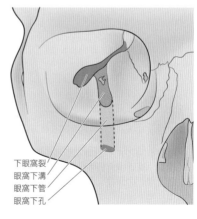

下眼窩裂
眼窩下溝
眼窩下管
眼窩下孔

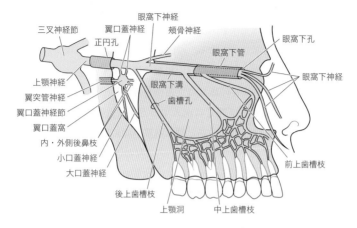

CHECK! 翼口蓋神経節（副交感神経節）

顔面神経の 大錐体神経 （副交感神経・節前線維，味覚神経線維），深錐体神経 （交感神経）を 翼突管神経 として受け入れ，ニューロンを換え，節後線維は上顎神経へ載って，頬骨神経を経由して 涙腺 ，大・小口蓋神経へ載って 口蓋腺 へ向かい，それぞれ分泌を支配する．

Ⅱ．下顎神経

・下顎神経は感覚神経線維，運動神経線維を含むため，**混合神経**である．

・下顎神経は運動神経線維をもち，**咬筋**へは下顎切痕を通過して咬筋神経，**側頭筋**には深側頭神経，**内側翼突筋**には内側翼突筋神経，**外側翼突筋**には外側翼突筋神経を出し，運動を支配する．ツチ骨に付着し，アブミ骨筋とともに音を調節する**鼓膜張筋**も下顎神経支配の筋である．

・下顎神経は**卵円孔**から出て下走し，**翼突下顎隙**中で**下歯槽神経**と**舌神経**に分枝する．　🎯よくでる

A 下歯槽神経

・下歯槽神経は**下顎孔**から下顎骨内部に進入，**下顎管**を通過し**オトガイ**

孔から**オトガイ神経**として出て，主に**下唇**に分布する．また一部は**切歯枝**として下顎骨内部を前走する．🎯 よくでる

- この経過中，下顎のすべての歯や周囲組織に枝を出す．
  ➡ 下顎のすべての歯・下唇の感覚は下歯槽神経が支配する．

- 下歯槽神経が下顎孔から下顎骨に進入する直前に，**顎舌骨筋神経**を分枝する．顎舌骨筋神経は**顎舌骨筋**と**顎二腹筋前腹**の運動を支配する．

B 舌神経

- 舌神経は**翼突下顎隙**中で，顔面神経からの**鼓索神経**（副交感神経線維，味覚神経線維）を受け入れ，舌下部粘膜下の**舌下隙**中を舌へ向かう．

- 舌下隙では舌下部粘膜に多くの枝を出し，**顎下腺管**（ワルトン管）のすぐ下方を通り，舌内部に進入後，**舌前 2/3** の舌背粘膜に広く分布する．🎯 よくでる
  ➡ 舌神経は，舌下部粘膜，下顎舌側歯肉，舌前 2/3（舌体部）粘膜の感覚を司る．

C 下顎神経のその他の重要な枝

1）硬膜枝 ── 感覚神経

下顎神経が卵円孔を出た直後，**側頭下窩**（側頭下隙）で分枝し，**棘孔**から頭蓋腔へ入り，**硬膜**に分布する．脳硬膜の感覚を司る．

2）頬神経 ── 感覚神経

頬粘膜から**下顎大臼歯部頬側歯肉**まで広く分布し，その領域の感覚を司る．🎯 よくでる

3）耳介側頭神経 ── 感覚神経

- 下顎神経が卵円孔を出た直後に 2 本に分枝し，棘孔へ向かう**中硬膜動脈**を挟み，再び 1 本となり下顎頭の内側を外耳道方向へ進む．

- 外耳道，耳介前部，耳下腺部に広く分布し，その領域の感覚を司る．

- 耳介側頭神経の起始付近には，下顎神経に所属する**耳神経節**があり，舌咽神経からの**小錐体神経**（副交感神経・節前線維）を受け入れ，ニューロンを換えた節後線維が耳介側頭神経に載り，**耳下腺**まで達し，

頭頸部（神経）

その分泌を支配している. よくでる

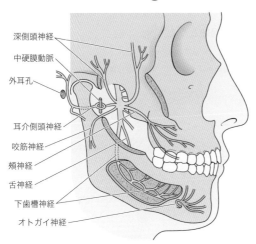

深側頭神経
中硬膜動脈
外耳孔
耳介側頭神経
咬筋神経
頬神経
舌神経
下歯槽神経
オトガイ神経

頭頸部（神経）

💡 CHECK! 顎下神経節（副交感神経節）

下顎神経の所属神経節で，舌神経に載ってくる顔面神経の 鼓索神経（副交感神経・節前線維，味覚神経線維）を受け入れ，ニューロンを換え，舌下隙に存在する 舌下腺 ，顎下隙に主に存在する（深部は舌下隙）顎下腺 へ向かい，それぞれ分泌を支配する.

Ⅲ. 顔面神経

A 運動神経

・顔面神経は**顔面神経核**を起始核とする運動神経線維と**中間神経（上唾液核**を起始核とする副交感神経線維，**孤束核**を起始核とする味覚神経線維，感覚神経線維）からなる.

・運動神経線維は**内耳孔**から内耳道，そして顔面神経管内に進入し**茎乳突孔**から出る. その経過中，**顔面神経膝**を越えたところで**アブミ骨筋神経**を出す.

・アブミ骨筋神経によるアブミ骨筋の収縮により，鼓膜張筋とともに音量を低下させている．すなわち，アブミ骨筋神経の麻痺によって，音量の調節が困難となり**聴覚過敏**となる． よくでる

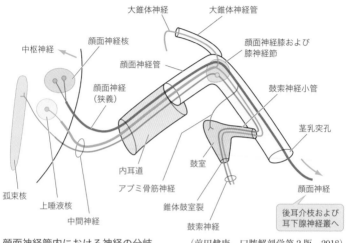

顔面神経管内における神経の分岐　　　　（前田健康，口腔解剖学第2版，2018）

・運動神経線維は，茎乳突孔を出た直後に**後耳介神経**を分枝し，**後耳介筋・後頭筋**の運動を支配する．

・二腹筋枝は**顎二腹筋後腹**，茎突舌骨筋枝は**茎突舌骨筋**を支配する．茎乳突孔はこれら両筋の起始部である**乳突切痕**と**茎状突起**の間に位置する． つまり顎二腹筋後腹と茎突舌骨筋は顔面神経支配である！ よくでる

・耳下腺深葉で**耳下腺神経叢**を形成し，耳下腺の前縁から顔面・頸部に側頭枝・頬骨枝・頬筋枝・下顎縁枝・頸枝を出す．これら5本の枝は，顔面筋（表情筋）のすべてと広頸筋の運動を支配する． よくでる

B 副交感神経

・副交感神経線維は延髄に存在する**上唾液核**を起始核として味覚神経線維とともに**中間神経**として**内耳孔**を通過する．

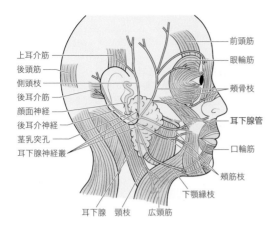

上耳介筋
後頭筋
側頭枝
後耳介筋
顔面神経
後耳介神経
茎乳突孔
耳下腺神経叢

前頭筋
眼輪筋
頬骨枝
耳下腺管
口輪筋
頬筋枝
下顎縁枝

耳下腺　頸枝　広頸筋

- 2つの経路のうちの1つは，**顔面神経膝**から方向を変え，**大錐体神経**として側頭骨の大錐体神経管を通り，破裂孔に存在する軟骨を貫き頭蓋腔から下方の外頭蓋底へ出る．そして**深錐体神経**（上頸神経節でニューロンを換えた交感神経線維）とともに翼突管へ進入し**翼突管神経**と名を変える．その後，翼口蓋窩に存在する上顎神経の**翼口蓋神経節**でニューロンを換え，上顎神経に載って**涙腺・鼻腺・口蓋腺**へ向かい分泌を司る．

- もう1つの経路は，茎乳突孔の手前で顔面神経管から分岐し，味覚神経線維とともに**鼓索神経**として**錐体鼓室裂**を通過後，翼突下顎隙で舌神経に合流する．その後，舌下隙において舌神経の所属する**顎下神経節**でニューロンを換え，舌下腺・顎下腺へ向かい分泌を司る．　◎よくでる

C 味覚神経

- 顔面神経の味覚神経線維は顔面神経膝で膝神経節をつくる．その後，大錐体神経として口蓋へ向かい口蓋の味覚を司る．

- 鼓索神経として舌前 2/3 の味覚を司る．

- 舌前 2/3（舌体）および口蓋の味覚は，特殊内臓性求心性線維が，鼓索神経および大錐体神経を経由して，（延髄）孤束核に投射する．　◎よくでる

- 感覚性の神経節である膝神経節（顔面神経膝に存在）に細胞体をもつ．

CHECK! ベル麻痺

・顔面神経が支配する筋に，麻痺が生じている状態をいう．
・閉眼不能（乾燥により兎眼となる），口角下垂などの症状が現れる．
・涙の分泌障害，聴覚過敏，唾液の分泌障害，味覚障害などを伴う場合がある．
・眼輪筋収縮に関与する遠心路の顔面神経麻痺により，角膜反射（角膜に何かが軽く触れると瞬目（しゅんぼく）を生じること）は消失する．

Ⅳ．舌咽神経

頸静脈孔の付近で，感覚性の神経節である**上神経節**と**下神経節**をつくる．

A 運動神経

・**茎突咽頭筋**の運動を単独で支配する．よくでる
・咽頭枝は迷走神経の咽頭枝とともに**咽頭神経叢**を形成し，咽頭神経叢からの運動枝は口蓋帆張筋以外の軟口蓋の筋群（口蓋帆挙筋・口蓋舌筋・口蓋咽頭筋・口蓋垂筋），耳管咽頭筋，さらに上・中・下咽頭収縮筋を支配する．

B その他の神経線維の分布 よくでる

舌後 1/3（舌根中央を除く舌根部）の感覚と味覚，および後舌腺の分泌を支配する．しかし，分界溝の前方に配列する**有郭乳頭**部は舌咽神経の支配であり，有郭乳頭周囲に存在する **Ebner 腺**の分泌は舌咽神経が司る．また中咽頭周囲粘膜，すなわち**口蓋舌弓**・**口蓋咽頭弓**・**中咽頭後壁**などの粘膜の感覚も主に舌咽神経が司る（上部では上顎神経，下部では迷走神経が混在する）．また，**頸動脈洞**の圧受容器，**頸動脈小体**の化学受容器を司る（→ p.49 参照）．

CHECK! 味覚の伝達

舌根の味覚を伝える特殊内臓性求心性の一次ニューロンは，主として 下神経節 （感覚性の神経節）に細胞体をもち，投射部位は（延髄）孤束核である．

C 耳下腺の分泌

・副交感神経線維である鼓室神経は**鼓室神経叢**を形成し，その後**小錐体神経**として下顎神経に所属する**耳神経節**に向かう．

・耳神経節でニューロンを換え，節後線維は下顎神経の感覚神経である耳介側頭神経に載って耳下腺へ向かう．

・耳下腺内で広く分布し耳下腺唾液の分泌を司る． よくでる

V．迷走神経

頭頸部（神経）

・頭頸部から胸部，そして腹部へと体内に広く複雑に分布する．

・機能的には，軟口蓋・咽頭・喉頭における骨格筋群の運動，心拍数，胃腸の蠕動運動など多岐にわたる．

・舌咽神経同様，頸静脈孔付近で感覚性の神経節である上神経節と下神経節をつくる．

 コラム：迷走神経による食後の眠気

　迷走神経の副交感神経線維は，消化管の多くを支配しており，食後は消化・吸収を亢進する機能がある．よって，食後に生じる迷走神経の優位な状態，すなわち副交感神経の優位な状態が眠気を誘うことになる．午後の授業の眠気の理由の1つは，迷走神経によるものである．

Ⓐ 迷走神経頸部

・咽頭枝は舌咽神経の同名枝と咽頭壁で**咽頭神経叢**をつくり，前述の骨格筋群の運動を支配する．また舌へ向かう枝は舌根の中央部に分布する．
・上喉頭神経は咽頭外側壁を下行し，喉頭に向かい**輪状甲状筋**の運動を支配する．

Ⓑ 反回神経

迷走神経本管は頸動脈鞘内を下行するが，胸郭上口付近で分岐し，右は**鎖骨下動脈**の下をくぐり上方へ向かう．左は**大動脈弓**の下をくぐり上方へ向かう．左右とも気管・食道の外側を分枝を出しながら上行し，輪状軟骨の高さで下喉頭神経となって喉頭に進入する．喉頭では輪状甲状筋以外のすべての喉頭筋の運動を支配する． よくでる

コラム：嗄声の原因

大動脈瘤などによって反回神経麻痺が生じると，声帯を閉じる筋の機能障害によって声がかれる．

Ⓒ 感覚神経

喉頭粘膜の感覚は，すべて迷走神経の支配を受けており，上半部は主に上喉頭神経，下半部は主に下喉頭神経が分布する．喉頭蓋前面の感覚と味覚は迷走神経が司る．味覚は，顔面神経，舌咽神経の味覚神経線維と同様，（延髄）孤束核に投射する．

Ⅵ. 副神経

胸鎖乳突筋後縁，僧帽筋前縁，そして鎖骨で形成された**後頸三角**内を走行し，**胸鎖乳突筋**と**僧帽筋**の運動を支配する．

Ⅶ. 舌下神経

　後頭骨の舌下神経管から出て，**内舌筋**（横舌筋・垂直舌筋・上縦舌筋・下縦舌筋）と**外舌筋**（オトガイ舌筋・茎突舌筋・舌骨舌筋），さらに**オトガイ舌骨筋**の運動を支配する．

Ⅷ. 頸神経叢と頸神経ワナ

・第1～4頸神経前枝は互いに交通し，頸神経叢を形成する．
・主に第4頸神経からは**横隔神経**が分枝し，前斜角筋の前方を通過し胸腔に入り，横隔膜の運動（呼吸）を支配する． よくでる
・頸部郭清術などでは，横隔神経を温存する．
・第1頸神経からなる上根と，第2・3頸神経からなる下根はループをつくり**頸神経ワナ**を形成する．舌骨下筋群で，甲状舌骨筋のみが甲状舌骨筋枝（舌下神経と第1頸神経由来）が運動を支配するが，その他の舌骨下筋群は頸神経ワナが運動を支配する．

Ⅸ. 神経損傷部位と症状

A 下歯槽神経の損傷

　オトガイ神経支配領域に影響が出るため，下唇から下顎皮膚の麻痺がみられる可能性がある． よくでる

B 舌神経の損傷

　下顎第三大臼歯抜歯のための歯槽粘膜遠心切開の際，舌神経を損傷すると，鼓索神経合流後であるため，舌前2/3舌背粘膜の感覚麻痺・味覚麻痺，舌下部粘膜の感覚麻痺，顎下腺・舌下腺の分泌障害などがみられる可能性がある．

頭頸部
（神経）

Chapter 9

頭頸部の内臓

Check Point
・大唾液腺について説明できる.
・小唾液腺について説明できる.
・舌の構造，舌乳頭について説明できる.

Ⅰ. 唾液腺

・唾液腺は副交感神経と交感神経の二重支配を受けている.

・ 副交感神経の興奮 ：終末から**アセチルコリン**が分泌され，水とイオンを多量に含んだ**漿液性の唾液**が分泌される.

・ 交感神経の興奮 ：終末から**ノルアドレナリン**が分泌され，ムチンなどのタンパク質を多量に含む**粘性の唾液**が少量分泌される.

・副交感神経は，**上唾液核**または**下唾液核**を起始核とした節前線維が顔面神経・舌咽神経を経由して副交感神経節に達する. そして神経節から出た節後線維が唾液腺に達する.

A 大唾液腺

耳下腺，顎下腺，舌下腺を3大唾液腺とよぶ. 耳下腺唾液を運ぶ耳下腺管は，咬筋上を前走し頬筋を貫き，頬粘膜の耳下腺乳頭に開口する.

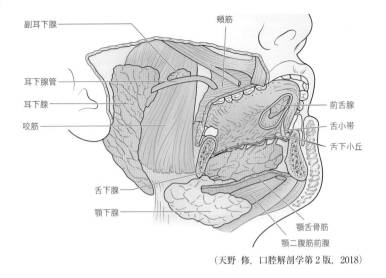

副耳下腺　頬筋

耳下腺管

耳下腺

咬筋

前舌腺

舌小帯

舌下小丘

舌下腺

顎下腺

顎舌骨筋

顎二腹筋前腹

（天野　修，口腔解剖学第 2 版，2018）

1）耳下腺

- ・最大の唾液腺で外耳孔の前下方から下顎枝後縁に沿った**耳下腺隙**に存在する．
- ・外胚葉由来である．
- ・耳下腺隙には**外頸動脈**，**下顎後静脈**が走行し，耳下腺は脈管の一部を包む．
- ・**浅葉**（浅層）と**深葉**（深層）からなり，深葉には顔面神経の**耳下腺神経叢**が存在する．🎯よくでる
- ・耳下腺周囲の皮膚感覚は，**耳介側頭神経**（下顎神経）が支配する．
- ・**漿液性の唾液**を分泌する．
- ・耳下腺唾液の分泌は，**小錐体神経**（舌咽神経）が支配する．
- ・導管である耳下腺管（ステノン管 Stenon's duct）は，咬筋表面を前走し咬筋前縁から頬筋を貫き，耳下腺乳頭に開口する．耳下腺乳頭は，上顎第一・第二大臼歯頬側面の頬粘膜に存在する．🎯よくでる

頭頸部
（内臓）

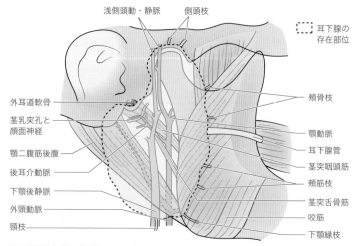

浅側頭動・静脈　側頭枝

耳下腺の
存在部位

外耳道軟骨
茎乳突孔と
顔面神経
顎二腹筋後腹
後耳介動脈
下顎後静脈
外頸動脈
頸枝

頬骨枝
顎動脈
耳下腺管
茎突咽頭筋
頬筋枝
茎突舌骨筋
咬筋
下顎縁枝

耳下腺隙内部の解剖（天野 修，口腔解剖学，2009）

2）顎下腺

・下顎骨下縁と顎二腹筋前腹・後腹に囲まれた**顎下三角（顎下隙）**に主に存在する. 🎯よくでる

・顎下腺の下面は広頸筋で覆われる.

・**浅部**と**深部**からなり，顎下隙に本体である浅部が存在し，一部（深部）が**舌下隙**に伸びる.

・顎下三角（顎下隙）には顎下腺のほか，顎下リンパ節，顔面動・静脈などが存在する.

・**混合性の唾液**を分泌する. — 漿液腺優位

・顎下腺唾液の分泌は，**鼓索神経**（顔面神経）が支配する.

・導管である顎下腺管（ワルトン管 Wharton's duct）は，舌下隙中を舌下腺とオトガイ舌筋の間を前走し，舌下小丘に開口する. 🎯よくでる

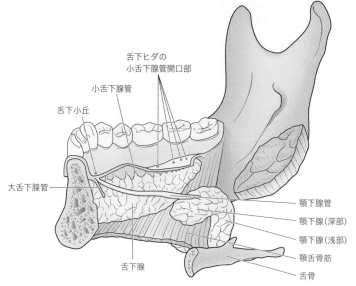

舌下隙内部の解剖（天野 修，口腔解剖学，2009）

3）舌下腺

・舌下部粘膜直下で**舌下隙**に存在する．

・舌下部粘膜から下顎舌側歯肉の感覚は，**舌神経**が支配する．

・舌下隙には舌下腺のほか，顎下腺管，舌神経，舌下動・静脈などが存在する．

・**混合性の唾液**を分泌する．　　粘液腺優位

・舌下腺唾液の分泌は，**鼓索神経**（顔面神経）が支配する．

・導管である大舌下腺管は，**舌下小丘**に開口する．またそれぞれの腺葉ごとに独立した短い 10 〜 20 本の導管をもち，それぞれが舌下ヒダに開口する．🎯よくでる

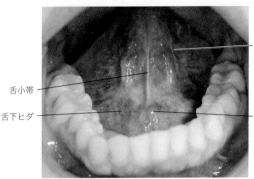

采状ヒダ

舌小帯

舌下ヒダ

舌下小丘

B 小唾液腺

1）口唇腺

・上・下唇の口腔側粘膜下に存在する.

・上唇の感覚は主に眼窩下神経（上顎神経），下唇の感覚は主にオトガイ神経（下顎神経）が支配する. 🎯よくでる

・混合性の唾液を口腔前庭に分泌する.

・上唇における口唇腺唾液の分泌は大錐体神経，下唇は鼓索神経が支配する.

2）頬腺

・**頬粘膜下**に存在する.

・頬粘膜から下顎大臼歯頬側歯肉の感覚は頬神経（下顎神経）が支配する. 🎯よくでる

・**混合性の唾液**を口腔前庭に分泌する. ⎯ 粘液腺優位

・頬腺唾液の分泌は大錐体神経（上位），鼓索神経（下位）が支配する.

3）前舌腺

・**ブランディン・ヌーン腺**（Blandin-Nuhn腺）ともいう.

・**舌下面**で舌尖付近の粘膜下に存在する.

・舌下面粘膜の感覚は舌神経（下顎神経）が支配する.

・**混合性の唾液**を固有口腔に分泌する. ⎯ 粘液腺優位

・前舌腺唾液の分泌は**鼓索神経**が支配する.

頭頸部（内臓）

4) Ebner 腺 よくでる

・**有郭乳頭**を取り巻く溝の底と**葉状乳頭**の乳頭間の溝に存在し、開口する.

・**純漿液性**の唾液を固有口腔に分泌する.

・導管は乳頭周囲の溝に開口する.

・Ebner 腺の唾液の分泌は**舌咽神経**が支配するが、葉状乳頭部前方では一部鼓索神経が支配する.

5) 後舌腺

・**舌根部**（舌咽頭部）（中咽頭）で**舌扁桃**に付随するように存在する.

・舌根部粘膜の感覚は、舌咽神経が支配する.

・**粘液性**の唾液を中咽頭に分泌する.

・後舌腺の唾液の分泌は**舌咽神経**が支配する.

> 💡 **CHECK!** 後舌腺の唾液分泌
>
> 舌扁桃に付随する形で後舌腺が存在し、粘液性の唾液を分泌しているため、嚥下時に食塊はスムーズに後方へ流れていく.

頭頸部
（内臓）

6) 臼後腺（臼歯腺）

・**レトロモラーパッド**（臼後三角上）の内部に存在する. よくでる

・粘液性の唾液を分泌する.

7) 口蓋腺

・硬口蓋の口蓋溝・口蓋骨水平板付近から**軟口蓋・口蓋垂**まで広く分布する. 切歯乳頭・口蓋縫線・横口蓋ヒダ付近には存在しない.

・硬口蓋粘膜の感覚は主に**大口蓋神経**、軟口蓋の感覚は主に**小口蓋神経**が支配する. よくでる

・口蓋粘膜に多数の導管が開くが、その数本が硬口蓋と軟口蓋の境界付近の左右で束になり、**口蓋小窩**をつくる. よくでる

・粘性性の唾液を固有口腔から中咽頭に分泌する.

・口蓋腺唾液の分泌は**大錐体神経**（**顔面神経**）が支配する.

II. 舌

- 舌は**分界溝**で前方の**舌体**（舌前 2/3）と**舌根**（舌後 1/3）に分けることができる.

- 舌体は主に固有口腔, 舌根は主に中咽頭に存在することから, 舌根を**舌咽頭部**とよぶことがある.

- 舌の先端を**舌尖**, 舌上面を**舌背**, 左右の分界溝の交わる部位を**舌盲孔**（甲状腺原基の遺残）という.

- 舌背は舌尖から舌盲孔にある**舌正中溝**で左右に分かれる.

- 舌正中溝および内部に存在する**舌中隔**は, 発生過程で左右の**外側舌隆起**が正中で癒合した名残である.

- 舌背は 4 種類の**舌乳頭**をもつ.

- 舌根部は, 側方は口蓋扁桃を容れる扁桃窩（口蓋舌弓と口蓋咽頭弓の間）, 後方は喉頭蓋粘膜に移行する.

- 舌根の上面の粘膜上には, **舌小胞**という丸い小突起が多数存在し, 舌小胞全体を**舌扁桃**という. よって内部にはリンパ小節を含むリンパ系の組織が存在し, 重要な免疫機構である**ワルダイエルの咽頭輪**（→ p.60 参照）の一部を構成する.

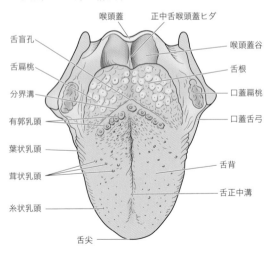

喉頭蓋	正中舌喉頭蓋ヒダ
舌盲孔	喉頭蓋谷
舌扁桃	舌根
分界溝	口蓋扁桃
有郭乳頭	口蓋舌弓
葉状乳頭	舌背
茸状乳頭	舌正中溝
糸状乳頭	
舌尖	

A 舌乳頭

1）糸状乳頭

　舌背全面には，角化し重層扁平上皮で覆われた円錐状の突起状を呈する糸状乳頭が多数存在する．この構造により，食塊は舌背面で滑らず停留可能となる．

2）茸状乳頭

　糸状乳頭の間には，ほとんど角化していない茸状乳頭が存在する．

3）有郭乳頭　🎯よくでる

・分界溝に沿って 8 〜 12 個の有郭乳頭が配列している．
・有郭乳頭周囲には溝があり，多数の味蕾と Ebner 腺が存在する．

4）葉状乳頭

　舌側縁はヒダ状を呈し，多数の味蕾と Ebner 腺が存在する．

B 舌腱膜

　舌背粘膜下の粘膜固有層を**舌腱膜**といい，**密性結合組織**のしっかりとした構造を有している．これは舌内部を走行する多数の舌筋が**舌腱膜**および**舌中隔**に付着し，舌の形態を自由に変えるのに重要な役割を担っている（→ p.35 参照）．

C 舌の支配神経

1）舌背粘膜の感覚

　舌体部の舌背粘膜は**第一鰓弓**，舌根部の粘膜は**第三鰓弓**由来であることから，基本的に舌前 2/3（舌体）の感覚は**下顎神経**（**舌神経**），舌後1/3（舌根）の感覚は**舌咽神経**が司る．しかし実際には分界溝の前方に配列する有郭乳頭付近まで，舌咽神経がその感覚を支配する．🎯よくでる

2）舌根中央から後方の感覚

　舌根中央から**喉頭蓋・喉頭蓋谷**（喉頭蓋前面のくぼみ），さらには**梨状陥凹**まで広く迷走神経が粘膜の感覚を支配している．喉頭蓋前面の味覚も迷走神経支配である．

頭頸部（内臓）

3）舌の味覚

味覚に関しては，舌前 2/3（舌体）は舌神経に合流する**顔面神経（鼓索神経）**が支配し，舌後 1/3（舌根）は感覚と同様**舌咽神経**が支配する．

4）舌の運動

舌の運動，すなわち内舌筋（垂直舌筋，横舌筋，上縦舌筋，下縦舌筋）と外舌筋（オトガイ舌筋，茎突舌筋，舌骨舌筋）の運動はすべて**舌下神経**（第Ⅻ脳神経）が支配する． よくでる

💡 **CHECK!** 　脳神経節の場所と働き

脳神経節には副交感性神経節と感覚性神経節がある．

1）副交感性神経節
① 上唾液核 →中間神経→大錐体神経→ 翼口蓋神経節 ┬─ 涙腺
　　　　　　　　　　　　　　　　　　　　　　├─ 鼻腺
　　　　　　　　　　　　　　　　　　　　　　└─ 口蓋腺

② 下唾液核 →舌咽神経→鼓室神経→鼓室神経叢→小錐体神経→
　　　　　 耳神経節 →耳介側頭神経→耳下腺

③ 上唾液核 →中間神経→鼓索神経→舌神経→ 顎下神経節 ┬─ 顎下腺
　　　　　　　　　　　　　　　　　　　　　　　　└─ 舌下腺

2）感覚性神経節
①舌前 2/3 の味覚→鼓索神経→ 膝神経節 →中間神経→孤束核
②舌後 1/3 の味覚（有郭乳頭部を含む）→舌咽神経→ 下神経節 →孤束核

 コラム：鳥肌って？

鳥肌は立毛筋の収縮により体毛が立ち，周囲の毛孔部が隆起する現象．立毛筋は，交感神経のみで支配される．

Chapter 10

頭頸部の特殊感覚

> **Check Point**
> ・視覚器について説明できる.
> ・聴覚器について説明できる.
> ・嗅覚器について説明できる.

　特殊感覚には，視覚，聴覚，嗅覚，味覚，前庭感覚（平衡感覚）が含まれる.

Ⅰ．視覚器

・視覚器は眼窩に入る眼球と，付属する眼瞼，涙器，眼筋で構成される.
・**虹彩**が眼に入る光の量を調節する.
・眼球の向きを動かすのは6つの眼筋である.
・**水晶体**の厚さは**毛様体**の伸縮で変化する.

A 眼球の構造

・前方に常に涙で潤った**角膜**が存在し，内部に水晶体，硝子体，眼房水が存在する.
・眼球は，角膜から移行した**強膜**，中間層のブドウ膜（**虹彩**，**毛様体**，**脈絡膜**），最内層の**網膜**に包まれている.

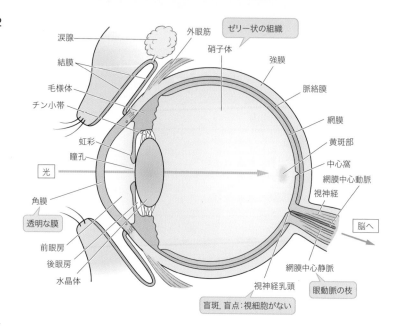

涙腺
結膜
毛様体
チン小帯
虹彩
瞳孔
光
角膜
透明な膜
前眼房
後眼房
水晶体
外眼筋
ゼリー状の組織
硝子体
強膜
脈絡膜
網膜
黄斑部
中心窩
網膜中心動脈
視神経
脳へ
網膜中心静脈
眼動脈の枝
視神経乳頭
盲斑, 盲点：視細胞がない

特殊感覚
頭頸部

1) 角膜

・角膜は丈夫な結合組織である強膜に移行し, 最表層は結膜の表層に移行する.

・角膜は透明で黒目（眼球の奥が透けてみえている）の部分である.

2) 強膜

強膜は白目の部分である.

3) ブドウ膜

・中間層は血管の豊富なブドウ膜で, 黒目の中で周りの茶色い部分が虹彩, 中央の黒い部分が瞳孔である.

・虹彩は瞳孔の大きさを変えて網膜に届く光の量を調節する.

4) 網膜

・眼球壁最内層が網膜で, 光を感知している.

・動・静脈が多く分布し, 眼底鏡で血管の状態を調べることができる.

・網膜に分布した神経からの情報は, 視神経を通り脳へ送られる.

B ものが見える仕組み

1) 毛様体

・毛様体は細い線維（**チン小帯**）で**水晶体**とつながっている.

・毛様体の伸縮によって水晶体の厚さが変化し，遠近調節を行う．カメラのピントが合う仕組みと同じで，近くを見るときは，毛様体筋（内眼筋：平滑筋で動眼神経の副交感神経が支配する）が収縮し毛様体が突出し（毛様体小帯が緩み），水晶体が厚くなり近くの対象物にピントが合う．遠くを見るときは，毛様体筋が弛緩し，水晶体が外側に引かれ薄くなり遠くの対象物にピントが合う．眼房水を産生する．

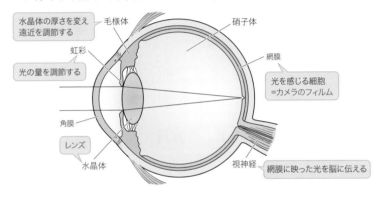

水晶体の厚さを変え遠近を調節する　毛様体　硝子体
虹彩
光の量を調節する
光を感じる細胞＝カメラのフィルム
網膜
角膜
レンズ
水晶体
視神経
網膜に映った光を脳に伝える

頭頸部（特殊感覚）

2) 虹彩

・虹彩には虹彩筋（内眼筋：平滑筋）である**瞳孔散大筋**と**瞳孔括約筋**が存在する.

・瞳孔散大筋は**交感神経**，瞳孔括約筋は**副交感神経**によって支配され，**散瞳・縮瞳**が生じる.

・明るさによって瞳孔の大きさが変わる現象を**対光反射**という.

生死の判定に用いる

3) 眼球の向きを変える外眼筋の支配神経

・滑車で向きを変える上斜筋は**滑車神経**支配，視線を外側に向ける外側直筋は**外転神経**支配，上直筋・内側直筋・下直筋・下斜筋は**動眼神経**支配であり，外眼筋はすべて強膜に停止する．🎯よくでる

・眼筋を支配する動眼神経・滑車神経・外転神経は**上眼窩裂**から眼窩に入る．🎯よくでる

・網膜から出た神経線維は視神経を経由し，中脳の**外側膝状体**，そして後頭葉の**一次視覚野**に達し画像として処理が行われる．

 CHECK!　眼動脈の走行

・眼球および眼球周囲に分布する動脈は 眼動脈 である．
・内頸動脈が 頸動脈管 内を進み，破裂孔の上方からトルコ鞍の両側の 頸動脈溝 を通過後，視神経管内へ 眼動脈 が分枝される．

 コラム：老眼と白内障

・老眼とは，加齢により毛様体筋が衰え，収縮力が低下し，水晶体が硬くなる状態，すなわち，毛様体による水晶体の厚さの調節（遠近調節）が難しくなった状態をいう．また，加齢により虹彩の動きが鈍くなることも老眼の原因の1つである．
・白内障とは水晶体が濁ることによって，網膜にクリアな像が映らなくなった状態をいう．

II．聴覚器

頭頸部
特殊感覚

・聴覚器は**外耳・中耳・内耳**からなり，内耳には**平衡器**も含まれている．
・外耳道には**アポクリン腺**（apocrine gland）があり，ここからの分泌物が**耳垢**になる．
・**鼓膜**は外耳と中耳を境する．
・鼓膜の振動は中耳の3つの**耳小骨**によって内耳に伝わる．
・内耳において，内部がリンパ液で満たされたラセン状の**蝸牛**が音を感知する．
・**半規管**が回転運動の，**前庭**が直線運動の平衡感覚を担う．

 CHECK!　耳の構造

外耳は音波を鼓膜に伝え，中耳は耳小骨を通して音波を内耳のリンパ液に運ぶ．そして内耳で音が感知される．また，内耳では平衡感覚も感知する．

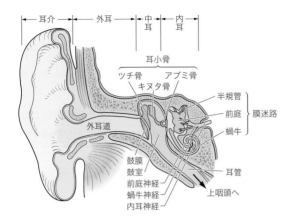

A 外耳・中耳

- 外耳から入ってきた音波は，**外耳道**を通り**鼓膜**に達し，鼓膜を振動させる．

- 中耳は洞穴状で空気が入った**鼓室**に，耳小骨（**ツチ骨・キヌタ骨・アブミ骨**）をもつ． よくでる

- 耳小骨は関節結合をしており，ツチ骨・キヌタ骨・アブミ骨の順に鼓膜からの振動を伝える．

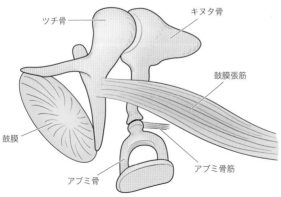

耳小骨の構造

- ツチ骨には**鼓膜張筋**（下顎神経支配），アブミ骨には**アブミ骨筋**（アブミ骨筋神経：顔面神経）が付着し，音波の伝導を調節（強大な音が直接蝸牛に入るのを調節）している．これらの筋の麻痺が生じると，音の調節機能が失われ**聴覚過敏**となる．よくでる
- 鼓室は**耳管**によって**上咽頭**と交通しており，空気の**気圧調節**が行われる．この気圧の調節は，耳管軟骨に付着する**口蓋帆張筋**などの嚥下時の収縮によって耳管が開くことにより行われる．よくでる

コラム：耳小骨の名前の由来

ツチ骨の命名は 16 世紀の解剖学者ベザリウスによる．この時代に使われていた屠畜用のハンマーに形状が似ていたためとされる．またアブミ骨は，馬に乗るとき足を載せる鐙に形態が似ていたためその名がついた．

B 内耳

- 側頭骨の**錐体**内部に収まり，**骨迷路**とよばれる空洞を形成している．
- 骨迷路内部にほぼ同様の形状をもつ**膜迷路**が存在する．
- 膜迷路内部は**内リンパ液**，外部は成分の異なる**外リンパ液**で満たされている．
- 迷路の形状は 3 つに分かれ，前方に存在するのがカタツムリのような形状を呈する**蝸牛**で，音を感知し**蝸牛神経**が脳に情報を伝える．よくでる
- 蝸牛の後方には垂直に配置された 3 本のループをもつ**半規管**が存在し，**回転運動などの平衡感覚**を担う．
- 蝸牛と半規管の中間には，2 つの袋からなる**前庭**が存在し，両者をつなぐとともに**直線運動の平衡感覚**を担う（前庭神経）．
- 蝸牛神経と前庭神経が合流し，内耳神経となる．

頭頸部
特殊感覚

Ⅲ. 嗅覚器

- 鼻腔上部の粘膜を**嗅上皮**といい，**嗅細胞**，**支持細胞**が存在し，においを感じている． よくでる
- 嗅上皮には嗅腺である**ボウマン腺**が散在し，分泌された粘液で嗅上皮は常に覆われている．
- におい物質はボウマン腺が分泌した粘液に溶け，嗅細胞がもつ**嗅小毛**に達する．
- 嗅細胞からの神経線維➡**篩孔**を通過➡**嗅球**➡嗅索➡大脳へ達する． よくでる

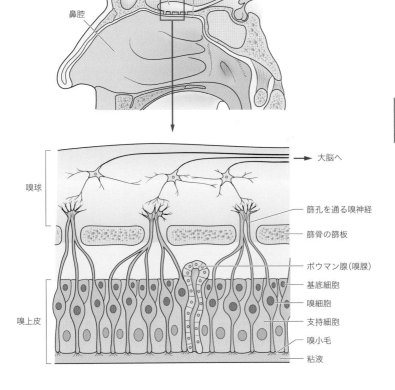

嗅球　嗅上皮　嗅索

鼻腔

頭頸部（特殊感覚）

大脳へ

篩孔を通る嗅神経

篩骨の篩板

ボウマン腺(嗅腺)

基底細胞

嗅細胞

支持細胞

嗅小毛

粘液

嗅球

嗅上皮

Chapter 11

全身の解剖生理①循環器系

Check Point

・胸部の内臓を説明できる.

・心臓の構造と機能を説明できる.

・主な全身の動脈・静脈系の走行を説明できる.

Ⅰ．胸腔

・胸郭（胸椎・肋骨・胸骨），肋間筋，横隔膜で囲まれた空間をいう.

・胸腔には呼吸器系の気管・気管支・肺，そして循環器系の心臓・脈管が存在する. これらの臓器は**漿膜**に包まれ，胸壁からは独立していることで，拡張・収縮が可能となっている.

A 縦隔 💥よくでる

左右の肺にはさまれた心臓を容れる空間を縦隔という.

B 漿膜

・肺を包む胸膜，および心臓を包む心膜を漿膜といい，漿膜から分泌される漿液で周囲との摩擦を防いでいる.

・胸膜は壁側と臓側の2層構造となっており，この2層の間に胸水（漿液）が存在する.

・心臓は心嚢という袋の中にあり，心膜も胸膜同様，心嚢の内膜と心臓を包む臓側心膜の2層構造となり，この空間（心膜腔）に漿液を入れる.

C 横隔膜

・横隔膜の収縮で胸腔の床が下がり，容積が増大する．

・横隔膜は横隔神経（頸神経叢からの枝）で支配される骨格筋（随意筋）である． よくでる

・横隔膜には大動脈裂孔，食道裂孔，大静脈裂孔の3孔が存在する．

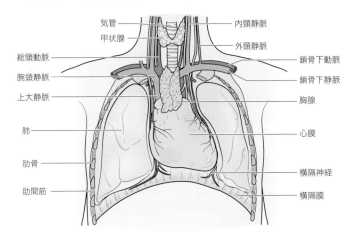

気管
甲状腺
内頸静脈
外頸静脈
総頸動脈
腕頭静脈
鎖骨下動脈
鎖骨下静脈
上大静脈
胸腺
肺
心膜
肋骨
肋間筋
横隔神経
横隔膜

CHECK!

呼吸時に肺が膨張したりしぼんだり，心臓が自在に収縮と拡張を繰り返すことができるのは，胸膜腔・心膜腔の中の漿液に浮かんでいるためである．

循環器系

Ⅱ. 胸腺

・胸腔の前方で心臓に載るように存在する，免疫系に関与した一次リンパ器官である．

・**T細胞**（リンパ球）を分化，成熟させ送り出す． よくでる

・**第三咽頭嚢由来**である．

Ⅲ. 心臓

- **上大静脈，下大静脈，冠状静脈洞**から右心房に血液が入り，右心室から肺に送られガス交換（→ p.101 参照）が行われる．その後血液は左心房に戻り，左心室から全身に送られる．
- 心室には厚い心筋の層（特に左心室が厚い）があり，この収縮で血液を送り出す．
- 血液の逆流を防ぐため，心室の入口と出口には弁が存在する．
- **僧房弁**と**三尖弁**の先から結合組織（腱索）が多数出て，心室内腔から突出した乳頭筋に連続している．
- **乳頭筋**は心筋の収縮と同時に収縮し，弁の先端を引き下げ，弁による閉鎖を補助する．

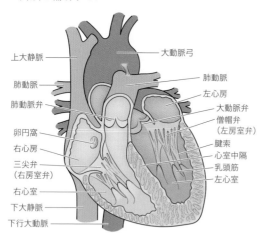

上大静脈
肺動脈
肺動脈弁
卵円窩
右心房
三尖弁
（右房室弁）
右心室
下大静脈
下行大動脈

大動脈弓
肺動脈
左心房
大動脈弁
僧帽弁
（左房室弁）
腱索
心室中隔
乳頭筋
左心室

循環器系

 CHECK!　心臓内部の構造

- 心臓は左側の下方がややとがった形状を呈し，その先端を 心尖 という．
- 心臓の上方を心底とよび，両者を結ぶ軸は斜め左下方を向きわずかに回転している．
  ➡ 前方からは，右心室とそこから出る肺動脈が前面にみえることになる．

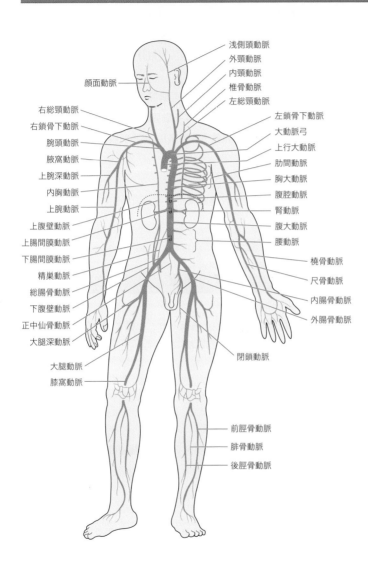

浅側頭動脈
外頸動脈
内頸動脈
椎骨動脈
左総頸動脈
顔面動脈
左鎖骨下動脈
右総頸動脈
大動脈弓
右鎖骨下動脈
上行大動脈
腕頭動脈
肋間動脈
腋窩動脈
胸大動脈
上腕深動脈
腹腔動脈
内胸動脈
腎動脈
上腕動脈
腹大動脈
上腹壁動脈
腰動脈
上腸間膜動脈
下腸間膜動脈
橈骨動脈
精巣動脈
尺骨動脈
総腸骨動脈
内腸骨動脈
下腹壁動脈
外腸骨動脈
正中仙骨動脈
大腿深動脈
閉鎖動脈
大腿動脈
膝窩動脈
前脛骨動脈
腓骨動脈
後脛骨動脈

循環器系

・左心室から出た上行大動脈は，すぐに心臓に分布する**冠状動脈**を分枝する．そして**大動脈弓**をつくり，頭部・上肢へ向かう枝を出し，下行大動脈となって，体幹・下肢へ向かう．よくでる

・大動脈弓からは腕頭動脈，左総頸動脈，左鎖骨下動脈を出す．

1）上肢への脈管の経路

鎖骨下動脈➡腋下動脈➡上腕動脈➡橈骨動脈・尺骨動脈

2）腹大動脈からの腹腔内臓器へ分布する動脈の分枝

腹腔動脈（左胃動脈・総肝動脈・脾動脈），上腸間膜動脈，下腸間膜動脈，腎動脈

3）下肢への脈管の経路

総腸骨動脈➡外腸骨動脈➡大腿動脈➡膝窩動脈➡前脛骨動脈・後脛骨動脈

・骨盤内臓には内腸骨動脈が分布する．

V．静脈

・全身の静脈は深静脈と皮静脈の2系統あり，心臓より上部は上大静脈，下部は下大静脈に集まり心臓に戻る．これら，上・下大静脈を**中心静脈**という．

・頭頸部の静脈は，内頸静脈と総頸静脈に集まる．

1）上肢からの脈管の経路

・上腕静脈➡腋下静脈➡鎖骨下静脈

・鎖骨下静脈は内頸静脈と合し，**静脈角**を形成し腕頭静脈となる．よくでる

・左右の腕頭静脈が合流し，上大静脈となる．よくでる

2）下肢からの脈管の経路

・大伏在静脈・大腿静脈➡外腸骨静脈

・骨盤内臓からの内腸骨静脈と外腸骨静脈が合流し総腸骨静脈となる．

・左右の総腸骨静脈が合流し，下大静脈となる．

・腎静脈は直接下大静脈に，門脈は肝臓内で肝静脈となって下大静脈に合流する．

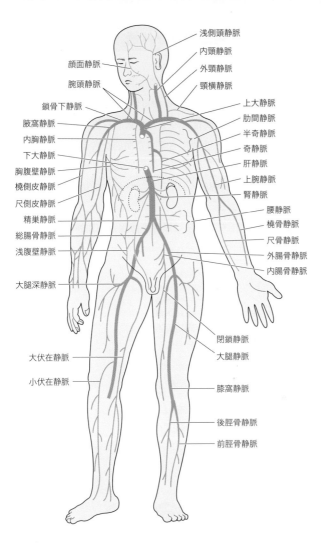

浅側頭静脈
内頸静脈
外頸静脈
頸横静脈
顔面静脈
腕頭静脈
鎖骨下静脈
腋窩静脈
内胸静脈
下大静脈
胸腹壁静脈
橈側皮静脈
尺側皮静脈
精巣静脈
総腸骨静脈
浅腹壁静脈
大腿深静脈
上大静脈
肋間静脈
半奇静脈
奇静脈
肝静脈
上腕静脈
腎静脈
腰静脈
橈骨静脈
尺骨静脈
外腸骨静脈
内腸骨静脈
大伏在静脈
小伏在静脈
閉鎖静脈
大腿静脈
膝窩静脈
後脛骨静脈
前脛骨静脈

循環器系

CHECK!

上半身と下半身の静脈の経路は，体幹後壁の奇静脈系，脊髄周囲の静脈系などでつながる．

VI. 全身のリンパ管

- 全身には，動脈・静脈についで第三の脈管と称されるリンパ管が張りめぐらされ，次第にまとまり太くなりながら体幹へ向かう．
- 下半身からのリンパは，大腰椎付近の下大動脈の右側で乳糜槽を形成する．「糜」とは粥のことで，小腸で含まれた脂肪が含まれているため粥のような乳白色をしている．小腸では絨毛に乳糜管が存在し，食物中の脂肪を吸収し，乳糜槽へ向かう中でリンパと混ざり合い乳白色の乳糜となり，乳糜槽に溜まる．
- 乳糜槽から胸管へ向かい，左静脈角（鎖骨下静脈と内頸静脈の合流部）で静脈内に入る．

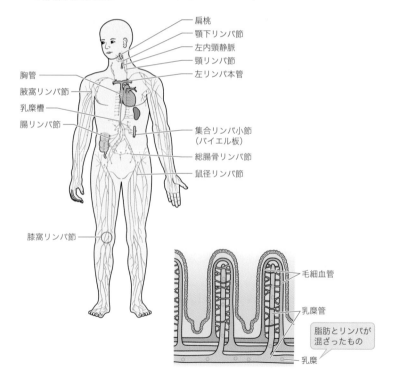

扁桃
顎下リンパ節
左内頸静脈
頸リンパ節
左リンパ本管
胸管
腋窩リンパ節
乳糜槽
腸リンパ節
集合リンパ小節
（パイエル板）
総腸骨リンパ節
鼠径リンパ節
膝窩リンパ節
毛細血管
乳糜管
脂肪とリンパが混ざったもの
乳糜

　胎児のへそと母体の胎盤を**臍帯（へその緒）**という．臍帯には造血幹細胞が豊富に含まれ，健康な血球成分となる．臍帯には1本の**細静脈**（動脈血が流れる）と2本の**細動脈**（静脈血が流れる）がある．細静脈の血流は門脈とは合流せず，下大静脈から心臓へ流入する．胎児は肺でのガス交換が必要ないため，血流は心臓内では右心房から**卵円孔**を通り左心房へ入り，全身へ向かう．ただし，一部の血流は出生後と同様，右心房から右心室，そして肺動脈へ送られる．しかし血液は肺へは行かず，動脈管（Botalli 管）を通って大動脈へ合流する．

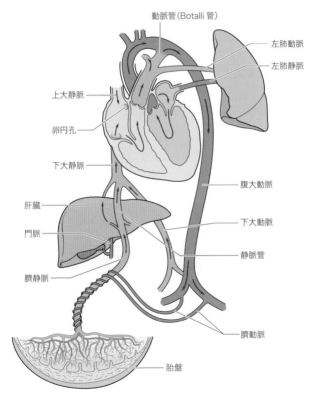

動脈管（Botalli 管）

左肺動脈

左肺静脈

上大静脈

卵円孔

下大静脈

腹大動脈

肝臓

門脈

下大動脈

静脈管

臍静脈

臍動脈

胎盤

Chapter 12

全身の解剖生理②呼吸器系

> **Check Point**
> ・吸気の流れ，呼吸にかかわる臓器および器官を説明できる．
> ・喉頭・気管・気管支の構造と機能を説明できる．
> ・肺の構造と機能を説明できる．

Ⅰ．呼吸器系

・空気の通り道である**気道**と，ガス交換を行う場である**肺胞**までを呼吸器系という．

・気道の入口は外鼻孔で，鼻毛が生えている部分（約2cm）は皮膚である．

・鼻腔は**後鼻孔**までで，**上咽頭**（咽頭鼻部，上咽頭）につながる．

・鼻腔，上咽頭は**多列線毛上皮**で覆われ，線毛運動で鼻汁を後方へ流している．

・喉頭に存在する声帯ヒダまでを**上気道**，その下方を**下気道**という．よくでる

Ⅱ．喉頭

・気管上部に位置し，咽頭内に突き出た器官である．

・嚥下時には食道を開くため前上方へ移動する．

・嚥下時に誤嚥を防ぎ，発声などの機能をもつ．

・喉頭に存在する甲状軟骨，輪状軟骨，披裂軟骨は**硝子軟骨**である．よくでる

・輪状軟骨の位置は，後方では**食道入口部**，第6頸椎に相当する．

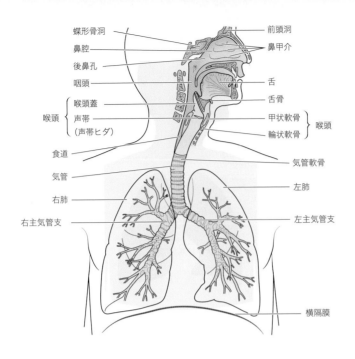

蝶形骨洞
鼻腔
後鼻孔
咽頭
喉頭蓋
喉頭　声帯
（声帯ヒダ）
食道
気管
右肺
右主気管支

前頭洞
鼻甲介
舌
舌骨
甲状軟骨
輪状軟骨　喉頭
気管軟骨
左肺
左主気管支
横隔膜

- 口頭の軟骨を結ぶ筋を内喉頭筋とよぶ．内喉頭筋は発声にかかわるため，発声筋ともよばれる．
- 内喉頭筋（発声筋）には，筋紡錘がなく，これらの筋の緊張度は聴覚によってフィードバック調節されている．
- 発声時，**輪状甲状筋**の収縮によって甲状軟骨が前方に倒れ，内喉頭筋の収縮とともに声帯を緊張させる．
- 輪状甲状筋だけが**上喉頭神経**（迷走神経の枝），残りの喉頭内筋はすべて**下喉頭神経**（迷走神経の枝で反回神経のさらに分枝）である．🎯よくでる
- 呼吸時，声帯を開くのは**後輪状披裂筋**である．🎯よくでる
- 鼻腔・気管の上皮は多列線毛上皮であるが，声帯ヒダは口腔・食道と同様，**重層扁平上皮**である．
- 声帯（声帯筋＋声帯靱帯）は，甲状軟骨と披裂軟骨に付着する．🎯よくでる
- 声帯筋の緊張度の変化によりさまざまな声が出る．

呼吸器系

98

CHECK!

甲状軟骨前面中央の隆起部を喉頭隆起という．男性の方が左右の角度が狭いため，女性より突出している．

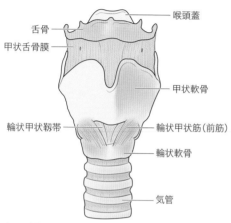

喉頭（前面）

CHECK! 声門における声帯の動き

・喉頭の側壁には声帯ヒダがあり，喉頭を空気が通過する際，ヒダが振動し音を出している．この音が咽頭，口腔などで共鳴し声となる．
・また左右の声帯ヒダの間を声門という．嚥下時は声門が閉じ，呼吸が止まる（嚥下性無呼吸）．

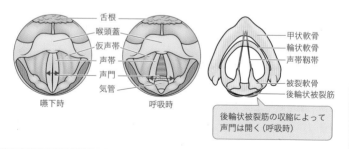

呼吸器系

Ⅲ. 気管, 気管支

・気管軟骨（**硝子軟骨**）によって内腔が閉鎖されることなく空気の通り
　道を確保された気管は，肺の中では気管支となり，何度も枝分かれ（気
　管支樹）して肺胞に至る. 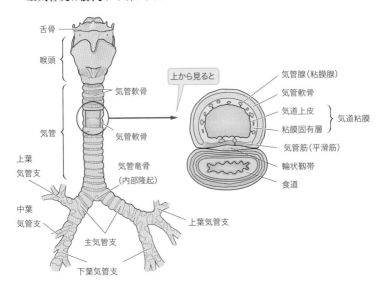 よくでる

・気管は喉頭から第6頸椎下縁の位置で続き，第4胸椎の高さで左右の
　主気管支に分かれる.

・食道は気管の後面を走行する.

・気管の後壁には軟骨はなく，外膜で食道と接している.

・気道内腔の粘膜には杯細胞が散在し，粘液を分泌している.

・気管の上皮は**多列線毛上皮**である.

・気道の粘液は多列線毛上皮の**線毛運動**によって喉頭口方向に運ばれ排
　出される.

・主気管支は**肺門**から肺に入る.

舌骨
喉頭
気管軟骨
気管
気管軟骨
上葉気管支
中葉気管支
気管竜骨（内部隆起）
主気管支
下葉気管支

上から見ると
気管腺（粘膜腺）
気管軟骨
気道上皮
粘膜固有層
気管筋（平滑筋）
輪状靱帯
食道
気道粘膜
上葉気管支

呼吸器系

CHECK!

左気管支に比べて右気管支は太く，垂直に近い走行を呈する．よって吸入された異物は右気管支に入りやすい．

Ⅳ．肺

A 構造

・右肺は3葉（上葉，中葉，下葉），左肺は2葉（上葉，下葉）からなる．左右の肺の間のスペースを**縦隔**といい，心臓を容れる．

・肺の上部の先端を**肺尖**，下方を**肺底**という．

・内側面で気管支・肺動静脈が出入りする部位を**肺門**という．

・肺の表面は臓側胸膜で包まれ，斜裂・水平裂内部まで深く入り込んでいる．

・左右の主気管支は，5つの葉に分岐して入る（葉気管支）．

・葉気管支はそれぞれの葉でさらに分岐していく（区域気管支）．

CHECK! 肺尖

肺尖は第1胸椎・第1肋骨・胸骨柄上縁で形成される胸郭上口より上方に突出しているため，星状神経節ブロックなどの際，肺損傷に注意する必要がある．

B 呼気と吸気

・外気が吸い込まれるときは，横隔膜が収縮し（下がり）肋骨全体が引き上げられ，肺が広がる．肺に入ってきた空気を吸気という．

・空気が吐き出されるときは，横隔膜が弛緩し（上がり）肋骨全体が下がり，肺が収縮する．肺から出ていく空気を呼気という．

C ガス交換

・気管支の先端の肺胞では，血液から二酸化炭素を出し，血液に酸素を入れる**外呼吸**が行われる.

・人体各部の組織では，血液から酸素が細胞に，そして細胞から血液に二酸化炭素が移動する**内呼吸**が行われている.

・外呼吸と内呼吸を**ガス交換**という.

CHECK!　ガス交換の仕組み

・肺胞を取り囲む毛細血管によって外呼吸が行われる.

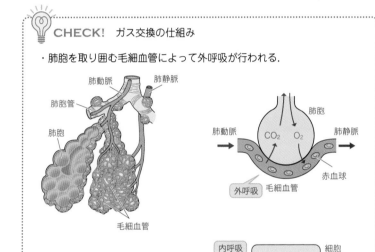

・組織（細胞）では内呼吸が行われる.

呼吸器系

Chapter 13

全身の解剖生理③消化器系

Check Point

・消化の流れおよび消化にかかわる臓器・器官を説明できる.
・食道・胃・小腸・大腸の構造と機能を説明できる.
・肝臓の構造と機能を説明できる.
・膵臓の構造と機能を説明できる.

Ⅰ. 食道

・成人で 25 ～ 30 cm の長さがあり,胸腔の左右の肺にはさまれた**縦隔**内を下走する. よくでる
・ **粘膜** : **重層扁平上皮**(食道腺からの粘液が粘膜表面に分泌)
・ **筋層** : 輪走筋(内側),縦走筋(外側)からなる. 食道上部は咽頭と同様,骨格筋であるが,途中で平滑筋が混在し,下部では平滑筋となる.
・ **始まり** : 食道入口部の前方は輪状軟骨,後方は第 6 頸椎の高さで咽頭から続く.
・ **生理的狭窄部** : ①咽頭接合部,②気管支(大動脈弓)後方,③横隔膜(食道裂孔)貫通部
・ **終わり** : 第 11 胸椎の高さで胃の噴門と接合

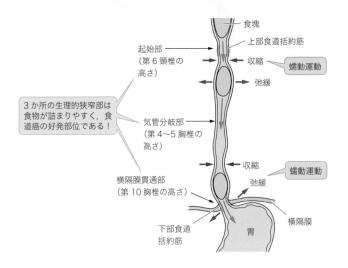

起始部
（第6頸椎の高さ）

食塊

上部食道括約筋

収縮 ← 蠕動運動

弛緩

3か所の生理的狭窄部は食物が詰まりやすく，食道癌の好発部位である！

気管分岐部
（第4〜5胸椎の高さ）

横隔膜貫通部
（第10胸椎の高さ）

収縮 ← 蠕動運動

弛緩

下部食道括約筋

横隔膜

胃

CHECK! 下部食道括約筋

胃酸の逆流を防止する➡機能低下によって逆流性食道炎を惹起する．

CHECK! 蠕動運動

消化管にみられる蠕動運動とは，自律神経が支配する消化管の平滑筋が，食物を一定方向に送るために生じる運動をいう．よって，意識的に蠕動運動を活発化させることはできない．

Ⅱ．胃

・分泌した胃液（pH1〜2の強酸性）で食物を粥状に変え，タンパク質を分解し，少しずつ幽門から十二指腸に送り出す．

・ 上皮 ：**単層円柱上皮** よくでる

・ 胃液分泌量 ：1日2〜3L

- **平滑筋の支配神経** ：副交感神経（迷走神経）と交感神経
- **胃酸の分泌促進神経** ：副交感神経（迷走神経）

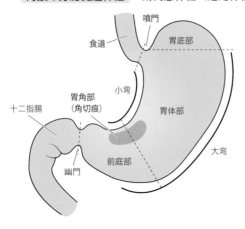

1）固有胃腺の外分泌細胞

（1）副細胞

　ムチンを分泌し，胃粘膜を保護する．

（2）壁細胞

　塩酸，ビタミン B_{12} の吸収を助ける内因子を分泌する．

（3）主細胞

　ペプシノゲン（消化酵素の前駆体）を分泌する．

 CHECK! ペプシノゲン

　ペプシノゲンは，酸性の環境下でペプシンに変化し，タンパク質を分解，小腸における消化・吸収を補助する．

 コラム：胃下垂

　胃壁の平滑筋の緊張が低下し，胃角部（角切痕）が骨盤内まで低下した状態をいう．食欲不振の原因となる．

消化器系

Ⅲ. 小腸

小腸は十二指腸，空腸，回腸で構成される.

Ａ 十二指腸

・十二指腸は後腹壁に接する小腸の最初の部分で，第1腰椎付近に位置する.

・十二指腸上部には十二指腸腺が存在する. アルカリ性の粘液を分泌し，胃からの内容物を中和する.

・ 上皮 ：単層円柱上皮

・ 長さ ：25 cm

1）大十二指腸乳頭（ファーター Vater 乳頭） よくでる

総胆管と膵管が合流して開口する.

2）小十二指腸乳頭

副膵管が開口する.

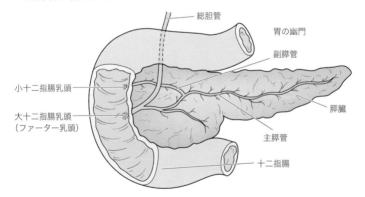

Ｂ 空腸，回腸

・十二指腸から続く小腸の一部で，空腸・回腸の長さは約6 m になる.

・ 上皮 ：単層円柱上皮

・ 粘膜 ：輪状ヒダをつくり，腸絨毛という小さな突起が多数存在する.

消化器系

1) 小腸の免疫機構

・粘膜上皮下にリンパ小節が存在し，免疫反応を担うが，タンパク質や
脂質の吸収も行う.

・パイエル板：回腸にみられる，リンパ小節の集合体

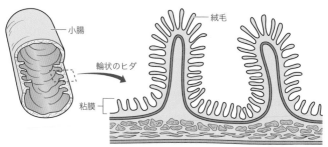

小腸の粘膜構造

IV. 肝臓

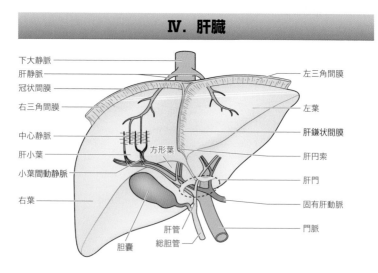

・消化器からの静脈血は門脈に集められ，肝臓に運ばれる.

・人体における最大の臓器で，重量は約1kg.

・固有肝動脈，門脈が栄養血管である. よくでる

1) 肝臓の機能

①**胆汁**を生成，分泌し，脂肪の消化吸収を助ける．

②解毒：老廃物，アルコール，薬などの有害物質を分解する．

③代謝：食物からのタンパク質，脂肪，糖を体内で必要な形に変えて貯蔵，必要なときに供給する．

2) 胆汁

・胆汁は肝臓の不要な老廃物で，胆囊で一時貯留され，その間に水分を吸収して濃縮され，必要なときに十二指腸に送り出される．

・ **胆汁の流れ** ：左右の肝管➡総肝管➡胆囊管➡胆囊➡胆囊管➡総胆管
➡大十二指腸乳頭 よくでる

貯留

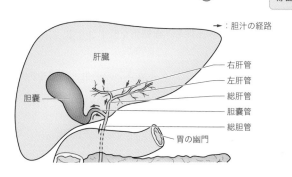

➡：胆汁の経路

肝臓

胆囊

右肝管
左肝管
総肝管
胆囊管
総胆管
胃の幽門

CHECK!

総胆管の出口は普段オッディ（Oddi）の括約筋で閉じられているが，食事をとると小腸のホルモンによってこの括約筋が緩み，胆囊も収縮して胆汁が十二指腸に流れ出る．

消化器系

Ⅴ. 膵臓

・膵臓は腹部深層にあり，体表から触れることはできない．膵頭，膵体，膵尾からなる．

・外分泌と内分泌を行う. よくでる

1）外分泌

膵液は膵管を通り，大・小十二指腸乳頭から十二指腸乳頭へ流れる.

膵液の機能 ：小腸内での栄養素の消化，胃液の酸の中和する. よくでる

2）内分泌

100万個以上あるランゲルハンス島でホルモン（グルカゴン，インスリン，ソマトスタチンなど）を産生し，血中に放出する.

（1）グルカゴンの作用

細胞内に蓄えられたグリコーゲンをブドウ糖として放出させ，血糖値を上昇させる.

（2）インスリンの作用 よくでる

細胞内へのブドウ糖の取り込みを促し，血糖値を低下させる.

（3）ソマトスタチンの作用

ランゲルハンス島からのインスリン，グルカゴンの産生・分泌を抑制する.

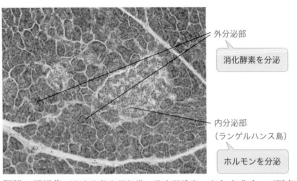

外分泌部
消化酵素を分泌

内分泌部
（ランゲルハンス島）
ホルモンを分泌

膵臓の組織像（東京歯科大学組織・発生学講座　山本 仁先生のご厚意による）

消化器系

CHECK!

膵臓は腹膜の後方に位置し，腎臓・尿管・腹大動脈・下大静脈・交感神経管などとともに腹膜後器官に含まれる.

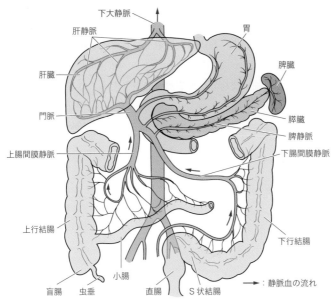

下大静脈

肝静脈

胃

肝臓

脾臓

門脈

膵臓

脾静脈

上腸間膜静脈

下腸間膜静脈

上行結腸

下行結腸

盲腸　虫垂

小腸

直腸　S状結腸

→：静脈血の流れ

門脈系

CHECK!

栄養素は消化液の機能により体内に取り込める形に変化し，絨毛から効率よく吸収される．そして絨毛の毛細血管に入り，門脈から肝臓に運ばれる．

VI. 大腸，肛門

A 大腸

・大腸は盲腸・結腸・直腸からなり，小腸から送られてきた流動物の水分を吸収し糞便に変える．腸絨毛は存在しない．

・大腸，直腸は**単層円柱上皮**であるが，直腸下端から肛門は**重層扁平上皮**となる．　よくでる

1) 回盲口

回腸から盲腸への出口で，弁に似た構造を呈し逆流を防いでいる．

2) 虫垂

盲腸から突出した細い突起で，リンパ組織が集まっている．

3) 結腸

上行結腸，横行結腸，下行結腸，S状結腸からなる．水分を吸収し，糞便をつくる．

4) 直腸

約 20 cm で肛門として外に開く．

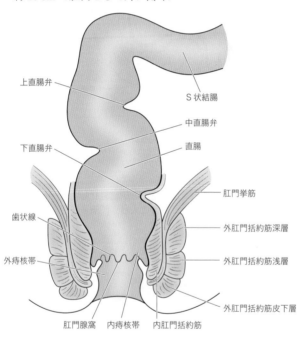

上直腸弁
中直腸弁
S状結腸
下直腸弁
直腸
肛門挙筋
歯状線
外肛門括約筋深層
外痔核帯
外肛門括約筋浅層
外肛門括約筋皮下層
肛門腺窩　内痔核帯　内肛門括約筋

B 肛門

輪状で平滑筋からなる内肛門括約筋と，骨格筋からなり，意識的に調節可能な外肛門括約筋が存在する．よくでる

全身の解剖生理④泌尿生殖器系

Ⅰ. 泌尿生殖器の概要

・血液中の不要なものは泌尿器系によって体外に排出される. また子孫を残すための生殖器系とは密接な関連があり, 両者は併せて理解したい.

・血液は腎臓で濾過され尿となり, **尿路**（尿管・膀胱・尿道）を通り, 体外に出る.

・**尿管**は**腎盂**から続き, 骨盤外側壁を通り**膀胱**に至る.

・男性の尿管は**前立腺**を貫き, 陰茎内を走行し外尿道口に続く.

・射精管は前立腺内で尿道に開く.

・尿道は入口付近では**移行上皮**であるが, 出口付近では重層扁平上皮である.

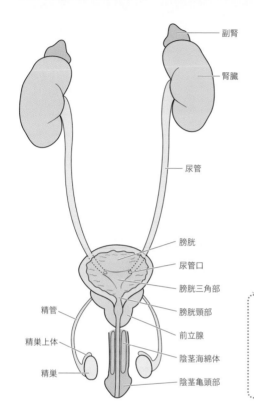

副腎

腎臓

尿管

膀胱

尿管口

膀胱三角部

膀胱頸部

前立腺

陰茎海綿体

陰茎亀頭部

精管

精巣上体

精巣

CHECK!

尿管の壁は平滑筋で
できており，尿は蠕
動運動によって腎臓
から膀胱へ運ばれる．

Ⅱ．腎臓

・腎臓は約 130 g 程度でそら豆状の形態を呈している．

・外側の**腎皮質**と内側の**腎髄質**で構成される．

Ａ 腎皮質

・腎皮質には**腎小体**（**糸球体**と**ボウマン嚢**）と**尿細管**が存在する．

・糸球体を包む袋が**ボウマン嚢**であり，糸球体とボウマン嚢を合わせて
腎小体という． よくでる

・腎小体内の糸球体で濾過，尿細管で再吸収が行われ，尿が生成される．

泌尿生殖器系

B 腎髄質

・腎髄質には尿細管の中間部分（**ヘンレループ**）が集まっている.

・腎髄質は十数個の円錐状の**腎錐体**に分かれている.

・腎錐体の先端（腎乳頭）には**腎杯**がつながり，尿を集め**腎盂**に送る.

・腎杯からの尿は**腎盂**（腎盤）に集まり，**尿管**に送られる. よくでる

・**腎門**には，腎臓へ入る腎動脈，腎静脈，尿管が出入りする.

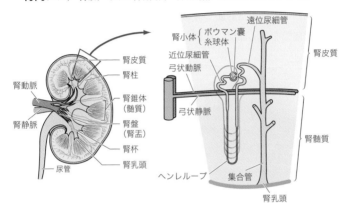

CHECK! 原尿と尿

糸球体では，1日あたり200Lの原尿が血液から濾過される. 原尿は尿細管へ送られ，尿細管を通る間に，周囲の血管に栄養素と水分が再吸収され血液中に戻る. 最終的に残った水分が尿で，1日1.5Lとなる. 尿は集合管で集められ，腎乳頭へ向かう.

Ⅲ. 膀胱

・膀胱壁は平滑筋（排尿筋）で構成され，一定以上の尿が貯留すると膀胱壁を広げた刺激が脳に伝わる（尿意）.

・排尿時は脳からの抑制が消失し，排尿反射によって膀胱壁が収縮，内尿道括約筋が弛緩して排尿が生じる.

泌尿生殖器系

A 粘膜

・膀胱の粘膜は**移行上皮**からなる. 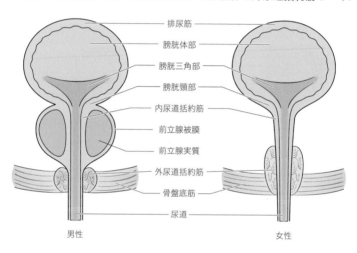よくでる

・移行上皮は伸縮性に富み，膀胱に尿が貯留すると薄く伸びることができる.

B 筋

・内尿道口周囲は**内尿道括約筋**で構成される.

・尿道が骨盤隔膜を貫く部位に存在する骨格筋を**外尿道括約筋**という.

| ラベル（上から順） |
| 排尿筋 |
| 膀胱体部 |
| 膀胱三角部 |
| 膀胱頸部 |
| 内尿道括約筋 |
| 前立腺被膜 |
| 前立腺実質 |
| 外尿道括約筋 |
| 骨盤底筋 |
| 尿道 |

男性　　　　　　　　　　　　　　女性

C 支配神経

・尿意が腰・仙髄の排尿中枢に伝わっても排尿できないときは，大脳皮質からの指令により交感神経が働き，膀胱壁（平滑筋）は緩み，内尿道括約筋が収縮してさらに尿の貯留が可能となる.

・排尿時は脳からの刺激が消失し，排尿中枢の副交感神経性の働きにより，膀胱壁（平滑筋）が収縮して，内尿道括約筋が弛緩し排尿が生じる.

・排尿時の外尿道括約筋の弛緩は，陰部神経による.

泌尿生殖器系

Chapter 15
全身の代表的な関節と周囲の構造

Check Point
・手根骨の名称と骨年齢について説明できる.
・顎関節をはじめ, 代表的な関節の構造と機能を説明できる.

　全身には多くの関節が存在するが, 橈骨手根関節, 環軸関節, 顎関節は歯科領域にとって臨床的に, または骨年齢を知る手がかりとなる重要な関節で, 機能に関連する周囲筋とともに理解する必要がある.

I. 橈骨手根関節

・手根部ではいくつかの関節が総合的に機能し, 手の指の巧緻性や複雑な手の動きを可能にしている. その手根部の主要な関節が**橈骨手根関節**である.
・橈骨手根関節は, 橈骨下端と**近位手根骨**（母指側より舟状骨, 月状骨, 三角骨）によってつくられる楕円関節である.

> 豆状骨は含まれない！

・豆状骨, 尺骨は橈骨手根関節に関係しない.

A 手根骨

・手根骨は年齢とともに数を増し, 成長の目安を知ることができる（骨年齢）.
・手根骨は近位に4つ, 遠位に4つ, 2列に並ぶ.
・近位手根骨は母指側から**舟状骨**, **月状骨**, **三角骨**, **豆状骨**となる.
・遠位手根骨は母指側から**大菱形骨**, **小菱形骨**, **有頭骨**, **有鉤骨**となる.

関節

・発育過程における手根骨と橈骨・尺骨の骨端板出現時期で年齢が推定
できる.

> ここで約3歳

・はじめに有頭骨が骨化➡有鉤骨➡橈骨の骨端➡三角骨➡月状骨➡舟
状骨➡大・小菱形骨➡尺骨の骨端➡そして最後に豆状骨の骨化が起こ
る. ◎よくでる

> 約12歳

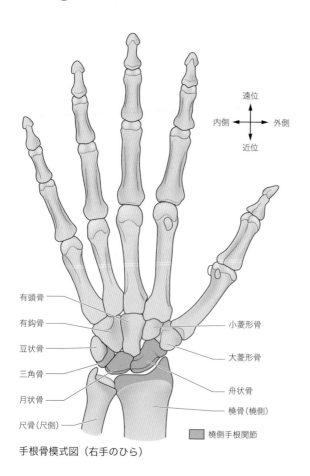

手根骨模式図（右手のひら）

関
節

CHECK! 骨年齢

・骨の成熟度（骨化の状態）で骨の年齢が何歳相当であるかをみたものを骨年齢という．
・骨年齢を知るためには主に手根骨のエックス線写真が用いられる．

問題 手のエックス線写真を示す．考えられる年齢はどれか．
　　　a. 6か月　b. 1歳　c. 3歳　d. 6歳　e. 9歳

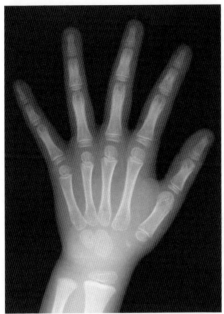

（第 109 回歯科医師国家試験）

有頭骨・有鈎骨・橈骨骨端の骨化がみられるため，解答は「3 歳」である．

答．c

関節

Ⅱ. 顎関節

A 構造

- 側頭骨の**下顎窩・関節結節**，および下顎骨の**下顎頭**で構成され，**外側翼突筋**が下顎頭を滑走させている．

- よくでる・下顎頭の滑走を制御しているのは，主靱帯として**外側靱帯**（関節結節から下顎頸へ付着），副靱帯として**蝶下顎靱帯**（蝶形骨棘から下顎小舌へ付着）と**茎突下顎靱帯**（茎状突起から下顎角へ付着）である．

- 顎関節の周囲は**関節包**で包まれ，中に滑液を容れる滑膜性の関節である．

- 顎関節周囲の感覚は，主に耳介側頭神経，動脈は顎動脈と浅側頭動脈の枝が分布している．

- 関節円板は中央が最も薄く硬く，神経・脈管の進入はみられない．

- よくでる・外側翼突筋は翼突筋窩に停止するが，**関節円板**にも一部付着している．

- 外側翼突筋の収縮によって，下顎頭は前下内方へ移動する．

- 下顎頭・下顎窩・関節結節の表面は線維軟骨で覆われており，さらにその表層を厚い線維性の結合組織が覆っている．線維軟骨は咬合状態の変化に適応するため，下顎頭とともに形を変える能力を有する．

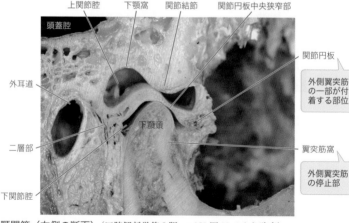

顎関節（右側の断面）（口腔解剖学第 2 版，p.131 図 12-4 より改変）
外側翼突筋をすべて除去し，下顎頭をやや前方に滑走させて観察

関節

節

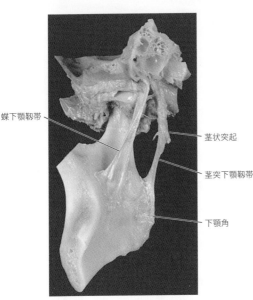

蝶下顎靱帯

茎状突起

茎突下顎靱帯

下顎角

顎関節の副靱帯（右側の下顎枝内面を観察）
（口腔解剖学第 2 版, p.132 図 12-9 より改変）

B 外頭蓋底における下顎窩周囲の重要な部位

1) 下顎窩

顎関節を構成する.

2) 卵円孔

下顎神経が通過する. よくでる

3) 棘孔

中硬膜動脈, 下顎神経硬膜枝が通過する.

4) 蝶形骨棘

蝶下顎靱帯が付着する.

5) 頸動脈管

内頸動脈が通過する.

6) 茎状突起

茎突舌骨筋, 茎突舌筋, 茎突咽頭筋, 茎突舌骨靱帯が付着する. よくでる

関節

7) 茎乳突孔

顔面神経が通過する.

8) 乳様突起

胸鎖乳突筋が付着する.

9) 錐体鼓室裂

鼓索神経と前鼓室動脈が通過する.

CHECK! 外頭蓋底の重要な部位

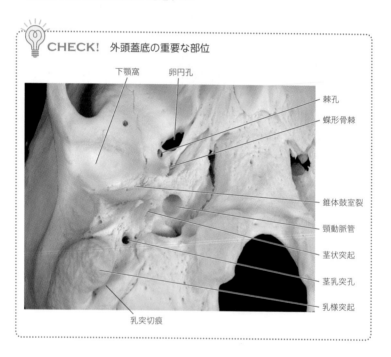

下顎窩　　卵円孔

棘孔

蝶形骨棘

錐体鼓室裂

頸動脈管

茎状突起

茎乳突孔

乳様突起

乳突切痕

コラム：蝶形骨棘

　蝶下顎靱帯の付着部に蝶形骨棘がある. 蝶形骨棘は分離骨でないと外頭蓋底からではわかりにくい部位だが, 卵円孔・棘孔から側頭骨に入り込む骨が棘状に突起を形成している部位と理解しよう.

関節

第1頸椎（**環椎**）の**歯突起窩**に，第2頸椎（**軸椎**）の**歯突起**が関節して形成される．体軸に対する頭部の三次元的な位置を決める歯科領域にとって重要な関節で，頭部の回旋運動を担う． よくでる

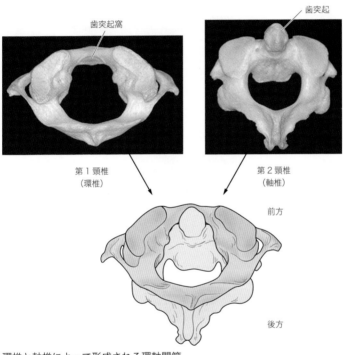

環椎と軸椎によって形成される環軸関節

鎖骨は正中近くで胸骨と**胸鎖関節**をつくり，遠位端では肩甲骨と**肩鎖関節**をつくる．鎖骨の内下方には肋骨で構成される胸郭が存在し，頸椎の横突起から起始し第1肋骨に停止する**前斜角筋・中斜角筋**が存在する．これら両筋の間を**斜角筋隙**といい，**腕神経叢・鎖骨下動脈**が通過する臨床上重要な部位である．

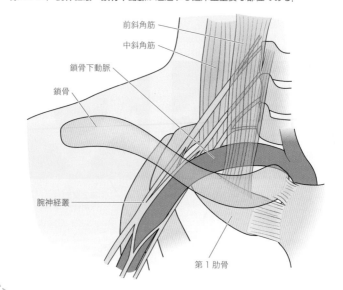

前斜角筋
中斜角筋
鎖骨下動脈
鎖骨
腕神経叢
第1肋骨

Ⅳ．肘関節

・**上腕骨**と**橈骨・尺骨**からなる複関節である．

・伸展は主に**上腕三頭筋**，屈曲は主に**上腕二頭筋**が担う．

・尺骨の**肘頭**が上腕骨の**肘頭窩**に関節し，肘の伸展と屈曲運動を担う．

・橈骨の関節によって，前腕の回旋（回外・回内）運動が可能となっている．

関節

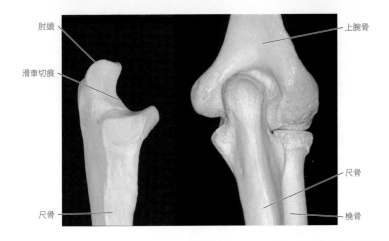

肘頭

滑車切痕

上腕骨

尺骨

橈骨

尺骨

V. 距腿関節

- **脛骨**下端の**内果**関節面・下関節面と**腓骨**の**外果**関節面が**距骨**と関節する.
- 距腿関節を含む足関節によって,下腿から先の足の部分をグルグルとなめらかに動かすことが可能となっている.
- 距腿関節の可動範囲は背屈約 20°,底屈約 45°である.
- 背屈は主に**前脛骨筋**,底屈は主に**腓腹筋・ヒラメ筋**(アキレス腱を介し踵骨に停止)が担う.

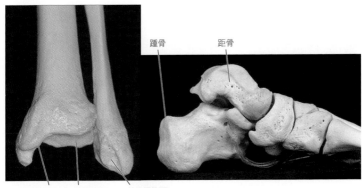

踵骨   距骨

内果関節面 下関節面 外果関節面

関節

Chapter 16

歯の解剖

Check Point

・永久歯・乳歯の基本構造（歯冠，歯根，根管）について説明できる．
・歯の発育（萌出順序，萌出時期）について説明できる．
・歯の形態異常について説明できる．

I．歯の基本形態

A ミュールライターの3歯徴（3徴候）

1）隅角徴

　遠心切縁（咬合縁）隅角は，近心切縁（咬合縁）隅角より丸みをもつ．

2）彎曲徴

　唇面（頬面）の近心半部は，唇側（頬側）に向かい突出している．

3）歯根徴

　根尖（端）1/3は，遠心に向かい屈曲している．

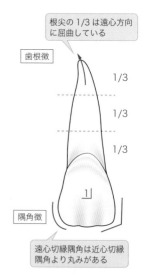

根尖の1/3は遠心方向に屈曲している

歯根徴

1/3

1/3

1/3

1|

隅角徴

遠心切縁隅角は近心切縁隅角より丸みがある

CHECK! 　隅角徴をもたない歯

歯は基本的にミュールライターの3歯徴（隅角徴，彎曲徴，歯根徴）をもつ．しかし隅角徴をもたない上顎第一小臼歯（近心隅角が遠心隅角より丸みをもつ），下顎中切歯（左右対称）も存在する．

B 歯の構造と歯周組織

1）歯の構造

エナメル質，象牙質，セメント質，歯髄からなる．

2）歯周組織

セメント質，歯根膜，歯槽骨，歯肉からなる．

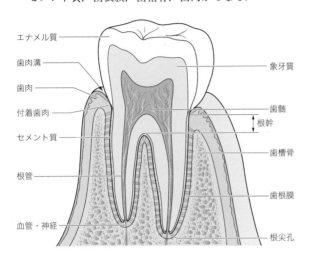

エナメル質 ── 象牙質
歯肉溝 ──
歯肉 ── 歯髄
付着歯肉 ── 根幹
セメント質 ── 歯槽骨
根管 ── 歯根膜
血管・神経 ── 根尖孔

コラム：真歯

真歯は脊椎動物にみられる「真の歯（true tooth）」をさす．真歯は必ず象牙質を伴っており，エナメル質またはセメント質を欠いても真歯とよぶ．円口類（ヤツメウナギなど）にみられる角質歯は，歯に似た形態を呈しているだけで，外胚葉性の上皮が角質化したものである．

Ⅱ．乳歯と永久歯の比較

A 永久歯と比較した乳歯の形態の特徴

1）乳前歯

・歯冠高径より歯冠幅径が大きい．

歯の解剖

・隅角徴が著明である．

・歯根は唇舌的に圧扁され，唇側に屈曲する． よくでる

2) 乳臼歯

・解剖学的咬合面が狭い．

・歯頸部の狭窄が大きい（臼歯結節の発達のため）． よくでる

・歯冠は，頬舌径より近遠心径のほうが大きい．

・歯根の圧扁が強い．

・歯根の離開度が大きい． よくでる

・根幹が短い．

Ｂ 咬頭数，歯根数，根管数

1) 乳歯

		咬頭数	歯根数	根管数
上顎	第一乳臼歯	2	3	3
	第二乳臼歯	4	3	3
下顎	第一乳臼歯	4	2	3
	第二乳臼歯	5	2	3

2) 永久歯

		咬頭数	歯根数	根管数
上顎	第一小臼歯	2	2	2
	第二小臼歯	2	1	1
	第一大臼歯	4	3	3 または 4
	第二大臼歯	4	3	3
下顎	第一小臼歯	2	1	1
	第二小臼歯	2 または 3	1	1
	第一大臼歯	5	2	3
	第二大臼歯	4	2	3

Ⅲ. 歯の発育

A 歯のよび方

・乳歯と第一大臼歯より遠心の永久歯は，その場に初めて萌出する（先行の乳歯が存在しない）ので**第一生歯**という．

・中切歯から第二小臼歯までは，乳歯の次に萌出するので**第二生歯**という．

・乳歯は永久歯の萌出とともに脱落するので**脱落歯**という．

・乳歯から永久歯に生えかわるものを**二生歯性**という．

・生涯で一度しか歯が萌出しないものを**一生歯性**という．

B 乳歯

乳歯は生後 8 か月頃から萌出を開始し，約 3 歳で乳歯列が完成する．

1）乳歯の萌出順序

A → B → D → C → E（AE は下顎が，BDC は上顎が先行して萌出を開始）

2）乳歯の形成時期と歯根吸収，脱落時期 よくでる

歯種	歯胚形成	石灰化開始	出生時の歯冠形成量	歯冠完成	萌出	歯根完成	歯根吸収開始	脱落
A	胎生 7 週	胎生 4〜4½ 月	5/6 / 3/5	1½〜2½ 月	7½ 月 / 6 月	1½ 年	4 年	6〜7 年
B	胎生 7 週	胎生 4½ 月	2/3 / 3/5	2½〜3 月	9 月 / 7 月	1½〜2 年	5 年	7〜8 年
C	胎生 7½ 週	胎生 5 月	1/3	9 月	18 月 / 16½ 月	3¼ 年	7 年	9〜12 年
D	胎生 8 週	胎生 5 月	咬頭融合	5½〜6 月	14 月 / 12 月	2½ 年	8 年	9〜11 年
E	胎生 10 週	胎生 6 月	咬頭頂孤立	10〜11 月	24 月 / 20 月	3 年	8 年	10〜12 年

(Schour と Massler, 1940)

歯の解剖

CHECK! 乳歯形成時期のポイント

・胎生 7〜10 週の間に歯胚形成が開始する.
・胎生 4〜6 か月の間に石灰化が開始する.
・歯根吸収開始は, 乳中切歯が最も早く生後 4 年からである.

C 永久歯

1) 永久歯の萌出順 （日本小児歯科学会, 1988） よくでる

上顎：6 → 1 → 2 → 4 → 3 → 5 → 7 → 8

下顎：1 → 6 → 2 → 3 → 4 → 5 → 7 → 8

2) 永久歯の形成時期

歯種	歯胚形成	石灰化開始	出生時の歯冠形成量	歯冠完成	萌出	歯根完成
1	胎生 5 〜5¼ 月	3〜4 月	0	4〜5 年	7〜8 年	9〜10 年
					6〜7 年	
2	胎生 5 〜5½ 月	10〜12 月	0	4〜5 年	8〜9 年	10〜11 年
		3〜4 月			7〜8 年	
3	胎生 5½ 〜6 月	4〜5 月	0	6〜7 年	11〜12 年	12〜15 年
					9〜10 年	
4	出生時	1½〜2 年	0	5〜6 年	10〜11 年	12〜13 年
					10〜12 年	
5	7½〜8 月	2〜2½ 年	0	6〜7 年	10〜12 年	12〜14 年
					11〜12 年	
6	胎生 3½ 〜4 月	出生時	痕跡	2½〜3 年	6〜7 年	9〜10 年
					6〜7 年	
7	8½〜9 月	2½〜3 年	0	7〜8 年	12〜13 年	14〜16 年
					11〜13 年	
8	3½〜4 年	7〜10 年	0	12〜16 年	17〜21 年	18〜25 年

（Schour と Massler, 1940）

CHECK! 永久歯形成時期のポイント

・胎生期に歯胚形成が開始するのは，中切歯・側切歯・犬歯・第一大臼歯である．そして第一小臼歯が出生時，第二小臼歯・第二大臼歯・第三大臼歯は出生後に開始する．

・石灰化は第一大臼歯が出生時，それ以外はすべて出生後に開始する．

・歯根完成は中切歯・第一大臼歯が最も早く9～10歳頃，第三大臼歯を除くその他の永久歯は16歳頃までに歯根は完成する．

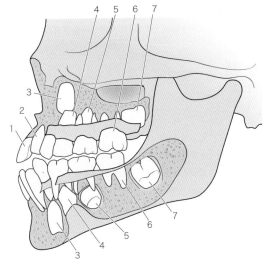

混合歯列期の顎骨内部における永久歯の形成状態

Ⅳ．歯の形態異常

形態異常	好発部位	特徴
切縁結節	切歯	前歯歯冠は3つの発育葉から形成されるため，切縁に3つの突出，唇面には近遠心に2つの唇面溝が形成される．
切歯結節	上顎切歯	基底結節の異常な発育． 犬歯にみられる場合は犬歯結節という．
基底結節	前歯	舌面歯頸隆線の発育が顕著な場合で，上顎犬歯で最も多くみられる．
棘突起	上顎中切歯・犬歯	舌面歯頸隆線中央から舌面窩へ向かう小突起．
シャベル切歯	上顎中・側切歯	舌面窩が深くくぼんだもの．
斜切痕（舌面歯頸溝）	上顎側切歯	舌面歯頸隆線にみられる切痕． 歯根に及ぶ場合，歯周病の原因となる．
盲孔	上顎側切歯	舌面窩の最深部に小孔を形成するもの． 齲蝕の好発部位．
歯内歯	上顎側切歯	盲孔などの陥入が歯髄腔内部にまで及ぶもの． 齲蝕の好発部位．
矮小歯	上顎側切歯	全体が著しく小さい歯で，形状によって円錐歯（栓状歯）・円筒歯・栓状歯とよぶ．
介在結節	上顎第一小臼歯	咬合面における近心辺縁隆線上の小結節． 上顎第一大臼歯にもみられる．
Hutchinson 歯	切歯	先天性梅毒により切歯切縁に半月状欠損がみられることがある．
桑実状臼歯	臼歯	先天性梅毒により咬合面の発育が不良となることがある．

形態異常	好発部位	特徴
中心結節	下顎第二小臼歯	咬合面にみられる小結節で,歯髄の進入がある. 切歯では切歯結節という. 中央結節,弓倉結節ともいう.
臼旁歯	上顎第二大臼歯・第三大臼歯	近心頬側部の過剰歯. 癒合すると臼旁結節とよばれる.
臼後結節	第三大臼歯	第三大臼歯に出現する過剰結節.
カラベリー結節 斜走隆線	上顎大一大臼歯 上顎第二乳臼歯	近心舌面の過剰結節. 第5咬頭ともいう.
斜走隆線	上顎第一大臼歯	近心舌側三角隆線と遠心頬側三角隆線が連なったもの. 上顎第二乳臼歯にもみられる.
プロトスタイリッド	下顎大臼歯	近心頬面に出現する結節. 原錐茎状突起ともいう.
ドリオピテクス型	下顎第一大臼歯	咬合面中央溝中央部と舌側溝がY字型を呈したもの.
樋状根	下顎第二大臼歯	近・遠心根の頬側(歯髄腔含む)が癒合し,歯根が樋状を形成したもの.
台状根	上・下大臼歯など	歯根が癒合し歯冠部歯髄が延長した形態で,タウロドントともいう. 下顎第二乳臼歯での出現頻度が高い.

形態異常	好発部位	特徴
根間突起	下顎第二大臼歯	頬面のエナメル質が近・遠心根分岐部に延長したもの. 歯周病の原因となる. エナメル突起ともいう.
エナメル滴	上顎第三大臼歯	歯頸部から歯根部にみられるエナメル質塊. 歯周病の原因となる.

乳歯にみられる形態異常

形態異常	好発部位	特徴
臼歯結節	乳臼歯	歯冠近心頬面の歯頸部付近の結節. 上・下第一乳臼歯で顕著.
遠心トリゴニード隆線	下顎第一乳臼歯	咬合面において,近心頬側三角隆線と近心舌側三角隆線が連なったもの. 遠心三錐隆線ともいう.
トリゴニード切痕	下顎第一乳臼歯	近心辺縁隆線と近心舌側咬頭の間にみられる切痕.
タウロドント	下顎第一乳臼歯	歯冠部歯髄腔が長大化し,根分岐の下位がみられる.
癒合歯	下顎乳前歯部	歯の形成過程で複数の歯胚が結合したもの.象牙質だけでなくエナメル質の癒合,歯髄腔の共有がみられる.隣接した歯のセメント質が肥厚して結合したものは,癒着歯である.

Chapter 17
パノラマエックス線像の解剖

・パノラマエックス線写真で抽出される解剖学的構造を説明できる.

A パノラマエックス線写真の概要

・頭部の周囲をエックス線管球とフィルムが移動しながら断層撮影を行う.この間,照射され続けるエックス線が,移動するフィルムに投影されることで画像が得られる.

・上顎・下顎と歯列,上顎洞,顎関節などが総覧できる.

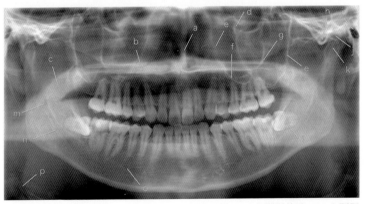

a:鼻中隔,b:硬口蓋,c:軟口蓋,d:眼窩下縁,e:上顎洞前壁,f:上顎洞底線,g:上顎洞後壁,h:上顎結節,i:外耳道,j:下顎窩,k:下顎頭,l:埋伏歯,m:下顎孔,n:下顎管,o:オトガイ孔,p:舌骨

B パノラマ無名線（頬骨突起後縁）

上顎骨の頬骨突起の後面凹部が接線効果で写った線のこと.

パノラマエックス線写真上での探し方

眼窩外側縁から "J" の字を呈し，まっすぐおりてきている線を探す.

眼窩下管　　眼窩下縁　　眼窩外側縁　　パノラマ無名線

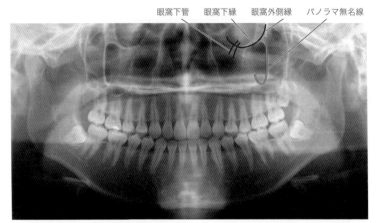

（東京歯科大学歯科放射線学講座　音成実佳先生のご厚意による）

CHECK!　パノラマ無名線

・パノラマ無名線はパノラマエックス線撮影法に特有のもので，上顎骨頬骨突起と頬骨後面の接線効果によって描出される.
・上顎の病変の診断に重要である.

C 関節結節, 下顎窩

パノラマエックス線写真上での探し方

パノラマ無名線の下端から, 頬骨弓下縁を斜め上方へ沿っていくと, 関節結節, 下顎窩を特定できる.

パノラマ無名線　頬骨弓下縁　関節結節　下顎窩

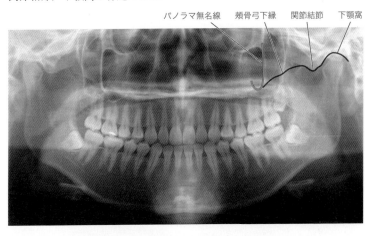

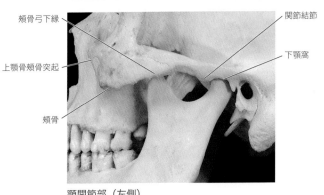

頬骨弓下縁　　　　　　　　　　　　　　関節結節

上顎骨頬骨突起　　　　　　　　　　　下顎窩

頬骨

顎関節部（左側）

D 上顎洞

パノラマエックス線写真上での探し方

　鼻腔側壁は容易に特定できる．これが上顎洞内側壁でもあり，その線に沿って上顎洞底線を特定する．また，外側部分で立ち上がり，上方へ向かうのが上顎洞後壁である（外壁ではない）．

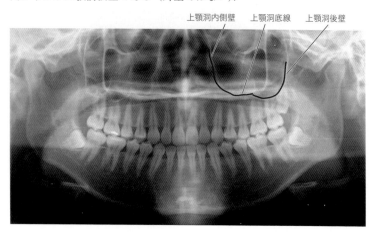

上顎洞内側壁　　上顎洞底線　　上顎洞後壁

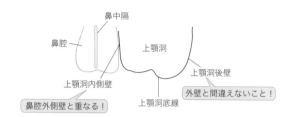

鼻中隔

鼻腔

上顎洞

上顎洞後壁

上顎洞内側壁

外壁と間違えないこと！

鼻腔外側壁と重なる！

上顎洞底線

E 硬口蓋, 軟口蓋

パノラマエックス線写真上での探し方

　鼻中隔下端から側方へ向かう不透過像が硬口蓋で，その外側端から下顎枝に被さるようにあるのが軟口蓋である.

鼻中隔　　硬口蓋　　　軟口蓋　　　口蓋垂

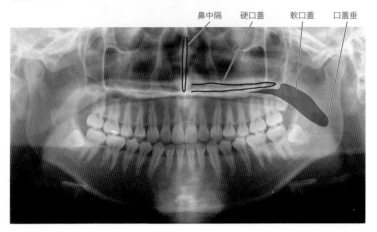

CHECK!

軟口蓋は5つの筋と結合組織からできた軟組織であるが，写真上にうすく写ることに注意！

138

F 舌骨

パノラマエックス線写真上での探し方

舌骨はパノラマエックス線写真の左右下端に展開像として特定できる.

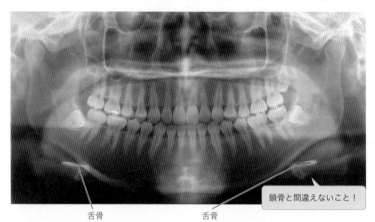

鎖骨と間違えないこと！

舌骨　　　　　　　舌骨

CHECK! 舌骨

・舌骨は下顎と咽頭の間で喉頭上部に位置するU字型の骨である.
・中心となる体, 体の前面の左右にある小角, 体の左右外側端から後上方に細長く伸びる大角で構成される.
・パノラマエックス線写真では左右に展開像として写る.

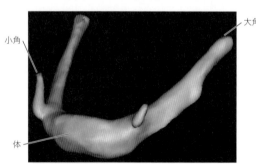

大角
小角
体

舌骨（3DCT画像）

付 録 覚えておきたい口腔解剖学関連基本英単語

Chapter 1

上顎骨	maxillary bone
下顎骨	mandibular bone
蝶形骨	sphenoid bone
外頭蓋底	external surface of cranial base
内頭蓋底	internal surface of cranial base
眼窩	eye socket, orbita
鼻腔	nasal cavity
翼口蓋窩	pterygopalatine fossa
側頭下窩	infratemporal fossa
篩孔	optic canal
正円孔	foramen rotundum
卵円孔	foramen ovale

Chapter 2

大泉門	large (anterior) fontanel
小泉門	small (posterior) fontanel
縫合	compound suture

Chapter 3

咀嚼筋	masticatory muscles
咬筋	masseter muscle
側頭筋	temporal muscle
内側翼突筋	medial pterygoid muscle
外側翼突筋	lateral pterygoid muscle
顎二腹筋	digastric muscle
茎突舌骨筋	stylohyoid muscle
顎舌骨筋	mylohyoid muscle
オトガイ舌骨筋	geniohyoid muscle
胸骨舌骨筋	sternohyoid muscle
肩甲舌骨筋	omohyoid muscle
胸骨甲状筋	sternothyroid muscle
甲状舌骨筋	thyrohyoid muscle

Chapter 4

顔面筋（表情筋）	facial muscles
モダイオラス	modiolus
頬棚	buccal shelf
頬筋	buccinator muscle
翼突下顎縫線	pterygomandibular raphe
翼突上顎切痕（ハミュラーノッチ）	pterygomaxillary notch
広頸筋	platysma
舌	tongue
オトガイ舌筋	genioglossus
茎突舌筋	styloglossus
舌骨舌筋	hyoglossus
舌動脈	lingual artery
舌下動脈	sublingual artery
舌静脈	lingual vein

Chapter 5

軟口蓋	soft palate
口蓋垂	uvula
口蓋扁桃	palatine tonsil
咽頭	pharynx
咽頭扁桃	pharyngeal tonsil
喉頭蓋	epiglottis

Chapter 6

内頸動脈	internal carotid artery
外頸動脈	external carotid artery
顔面動脈	facial artery
上行咽頭動脈	ascending pharyngeal artery
浅側頭動脈	superficial temporal artery
顎動脈	maxillary artery

Chapter 7

内頸静脈	internal jugular vein
外頸静脈	external jugular vein
胸管	thoracic duct
顎下リンパ節	submandibular lymph node
オトガイ下リンパ節	submental lymph node
アデノイド	adenoid
ワルダイエルの咽頭輪	Waldeyer's ring

Chapter 8

上顎神経	maxillary nerve
下顎神経	mandibular nerve
顔面神経	facial nerve
舌咽神経	glossopharyngeal nerve
迷走神経	vagus nerve
副神経	accessory nerve
舌下神経	hypoglossal nerve
頸神経叢	cervical nerve plexus

Chapter 9

耳下腺	parotid gland
顎下腺	submandibular gland
舌下腺	sublingual gland
ブランディン・ヌーン腺	gland of Blandin-Nuhn

Chapter 11

胸腔	thoracic cavity
胸腺	thymus
心臓	heart

Chapter 12

呼吸器系	respiratory system
喉頭	larynx
声帯	vocal cord (band)
気管	trachea
気管支	bronchi
肺	lung

Chapter 13

食道	esophagus
胃	stomach
胃液	gastric juice
十二指腸	duodenum
肝臓	liver
膵臓	pancreas
空腸	jejunum
回腸	ileum
大腸	colon
直腸	rectal
肛門	anus

Chapter 14

泌尿生殖器	genitourinary
腎臓	kidney
膀胱	bladder

Chapter 15

顎関節	temporomandibular joint
関節円板	articular disc
下顎頭	mandibular condyle
環椎	atlas
軸椎	axis

Chapter 16

中切歯	central incisor
側切歯	lateral incisor
犬歯	canine
小臼歯	premolar
大臼歯	molar
乳歯	diciduous teeth
智歯	wisdom tooth
咬頭	cusp
根尖	root apex
辺縁隆線	marginal ridge
三角隆線	triangular ridge

1) 脇田 稔ほか編：口腔解剖学．第2版．医歯薬出版，東京，2018．

2) 脇田 稔ほか編：口腔解剖学．第1版．医歯薬出版，東京，2009．

3) 上條雍彦：1骨学（臨床編）．口腔解剖学．第1版．アナトーム社，東京，1965．

4) 浦郷篤史：口腔諸組織の加齢変化．第1版．クインテッセンス出版，東京，1991．

5) 須田立雄，小澤英浩ほか：新骨の科学．第2版．医歯薬出版，東京，2016．

6) Enlow DH : Handbook of facial growth. WB Saunders Co., Philadelphia, 1975.

7) Proffit WR : Contenporary orthodontics. CV Mosby, St Louis, 1986.

8) 坂井建夫，橋本尚詞：ぜんぶわかる人体解剖図．成美堂出版，東京，2011．

9) 井出吉信監修：口腔顎顔面解剖ノート．学健書院，東京，2011．

10) Richard L ほか著，塩田浩平ほか訳：グレイ解剖学．第2版．エルゼビア・ジャパン，東京，2011．

11) Enlow DH, Hans MG 著，黒田敬之監訳：顎顔面成長発育．クインテッセンス出版，東京，2016．

12) 井出吉信編：図説 新歯牙解剖学．第3版．わかば出版，東京，2008．

13) Schour I and Massler M : Studies in the tooth development. The growth pattern of human teeth. Part I. *J Am Dent Assoc*, **27**：1778〜1793, 1940.

14) Schour I and Massler M : Studies in the tooth development. The growth pattern of human teeth. Part II. *J Am Dent Assoc*, **27**：1918〜1931, 1940.

15) 日本小児歯科学会：日本人小児における乳歯・永久歯の萌出時期に関する調査研究．小児歯誌，**26**：1〜18, 1988．

あ行

アーライン 39
アデノイド 60
アブミ骨 85
アブミ骨筋 86
アブミ骨筋神経 65
胃 103
胃下垂 104
一生歯性 127
インスリン 108
咽頭 41
咽頭円蓋 42
咽頭挙上筋 44
咽頭結節 6
咽頭喉頭部 43
咽頭口部 42
咽頭収縮筋 45
咽頭鼻部 42
咽頭扁桃 60
Willis の動脈輪 48
運動神経 65, 68
永久歯 126, 128
腋窩静脈 93
腋窩動脈 91
エナメル質 125
エナメル滴 132
エナメル突起 132
Ebner 腺 77
遠心トリゴニード隆線 132
横隔神経 71
横隔膜 89
横口蓋ヒダ 37
横口蓋縫合 11
横舌筋 36
オトガイ下隙 26, 52
オトガイ下三角 25, 52

オトガイ下リンパ節 59
オトガイ筋 32
オトガイ舌筋 36
オトガイ舌骨筋 27

か行

外頸静脈 58, 93
外頸動脈 50, 91
外呼吸 101
介在結節 130
外耳 85
外耳道 85
外舌筋 36
外側靱帯 118
外側翼突筋 22
回腸 105
外腸骨静脈 93
外腸骨動脈 91
外頭蓋底 1, 4, 119
外分泌 108
回盲口 110
下咽頭 43
下咽頭収縮筋 45
下顎窩 118, 119, 135
下顎後静脈 57
下顎枝 15
下顎神経 63
下顎体 16
下顎頭 15, 118
下顎の成長発育 15
下眼窩裂 7
顎下隙 24, 52, 74
顎下三角 23, 52, 74
顎下神経節 65
顎下腺 74
顎下腺管 74
顎下リンパ節 59

顎関節 118
顎静脈 56
顎舌骨筋 25
顎動脈 53
──の分枝 55
顎二腹筋 25
角膜 82
下行口蓋動脈 54
下喉頭神経 97
下歯槽神経 63
──の損傷 71
下歯槽動脈 53
下縦舌筋 36
ガス交換 101
下大静脈 90, 93
下腸間膜動脈 91
下鼻道 8
下腹壁動脈 91
下部食道括約筋 103
カラベリー結節 131
眼窩 6
眼窩下管 7
眼窩下孔 7
眼窩下溝 7
眼窩下静脈 7
眼窩下動脈 7, 54
感覚性神経節 80
眼球 81
環軸関節 121
冠状静脈洞 90
冠状動脈 46
肝静脈 93
関節円板 118
関節結節 118, 135
関節隆起 4
肝臓 106
環椎 121

眼動脈 84
顔面筋 30
顔面静脈 57, 93
顔面神経 65
顔面神経核 65
顔面動脈 52, 91
気管 99
気管支 99
奇静脈 93
奇静脈系 93
基底結節 130
キヌタ骨 85
嗅覚器 87
臼後結節 131
臼後腺 77
嗅細胞 87
臼歯結節 132
臼歯腺 77
嗅上皮 87
嗅小毛 87
臼旁歯 131
胸管 60
頬筋 32
胸腔 88
頬骨弓 5
胸骨甲状筋 27
頬骨上顎縫合 12, 13
胸骨舌骨筋 27
頬骨側頭縫合 12, 13
頬骨突起後縁 134
頬神経 64
胸腺 89
頬腺 76
胸大動脈 91
頬動脈 54
胸腹壁静脈 93
強膜 82
棘孔 2, 119
棘突起 130
距腿関節 123

筋突起 20
隅角徴 124
空腸 105
グルカゴン 108
頸横静脈 93
茎状突起 5, 6, 119
頸静脈孔 3
頸神経叢 71
頸神経ワナ 71
頸動脈管 2, 119
頸動脈小体 49
頸動脈洞 49
茎突咽頭筋 44
茎突下顎靱帯 118
茎突舌筋 36
茎突舌骨筋 24
茎乳突孔 5, 120
月状骨 116
結腸 110
肩甲舌骨筋 27
後咽頭隙 41
口蓋咽頭弓 37
口蓋咽頭筋 40, 44
口蓋腱膜 40
口蓋小窩 37, 38
口蓋垂 37
口蓋垂筋 40
口蓋舌弓 37, 78
口蓋舌筋 40
口蓋腺 38, 42, 77
口蓋帆 39
口蓋帆挙筋 40
口蓋帆張筋 38
口蓋扁桃 37, 43, 61, 78
口蓋縫線 37
咬筋 19
咬筋粗面 19
咬筋動脈 54
口腔隔膜 23
広頸筋 34

後脛骨静脈 93
後脛骨動脈 91
硬口蓋 37, 137
虹彩 83
虹彩筋 83
後上歯槽動脈 54
甲状舌骨筋 27
紅唇 37
口唇腺 76
後舌腺 77
後側頭泉門 10
喉頭 96
喉頭蓋 78, 98
後頭蓋窩 2
喉頭蓋谷 43, 78
喉頭隆起 98
後鼻棘 5
硬膜枝 64
肛門 109, 110
口輪筋 32
後輪状披裂筋 97
呼吸器系 96
鼓索神経 67
鼓室 85
孤束核 65
骨口蓋 1
骨年齢 117
骨迷路 86
鼓膜張筋 86
根間突起 132

さ行

臍帯 95
鎖骨下静脈 93
鎖骨下動脈 122
三角骨 116
耳介側頭神経 64
視覚器 81
耳下腺 69, 73
耳下腺管 73

耳下腺隙……………………57
耳管咽頭筋…………………44
耳管咽頭口…………………42
耳管扁桃……………………61
糸球体………………………112
軸椎…………………………121
篩孔……………………………2
歯根徴………………………124
歯根膜………………………125
支持細胞……………………87
歯周組織……………………125
耳小骨………………………85
糸状乳頭…………………78, 79
茸状乳頭…………………78, 79
矢状縫合……………………11
視神経管………………………2
歯髄…………………………125
歯槽骨………………………125
歯槽突起……………………14
膝窩静脈……………………93
膝窩動脈……………………91
膝神経節……………………67
歯突起………………………121
歯突起窩……………………121
歯内歯………………………130
歯肉…………………………125
斜角筋隙……………………122
尺骨…………………………116
尺骨静脈……………………93
尺骨動脈……………………91
尺側皮静脈…………………93
斜切痕………………………130
斜線………………………26, 27
斜走隆線……………………131
シャベル切歯………………130
縦隔……………………88, 99
舟状窩…………………………5
舟状骨………………………116
十二指腸……………………105
手根骨………………………115

上咽頭………………………42
上咽頭収縮筋………………45
小角…………………………138
上顎神経……………………62
上顎洞………………………136
上顎の成長発育……………13
上眼窩裂…………………2, 7
上行咽頭動脈………………52
小口蓋孔………………………5
小口蓋神経…………………62
上甲状腺動脈………………50
上行大動脈…………………91
上喉頭神経…………………97
硝子軟骨…………………96, 99
上縦舌筋……………………36
小十二指腸乳頭……………105
上唇…………………………37
小泉門………………………10
上大静脈…………………90, 93
小唾液腺……………………76
小腸…………………………105
上腸間膜動脈………………91
上鼻道…………………………8
小伏在静脈…………………93
上腹壁動脈…………………91
漿膜…………………………88
静脈…………………………92
静脈角……………57, 60, 92
静脈系………………………93
小菱形骨……………………116
上腕静脈……………………93
上腕深動脈…………………91
上腕動脈……………………91
食道…………………………102
腎盂…………………………113
深頸リンパ節………………59
深耳介動脈…………………53
腎小体………………………112
腎静脈………………………93
深錐体神経…………………67

心臓…………………………90
腎臓…………………………112
深側頭動脈…………………54
腎動脈………………………91
腎杯…………………………113
膵臓…………………………107
錐体鼓室裂………………5, 120
垂直舌筋……………………36
ステノン管…………………73
正円孔…………………………2
精巣静脈……………………93
精巣動脈……………………91
声帯…………………………98
正中口蓋縫合………………11
正中舌喉頭蓋ヒダ…………78
正中仙骨動脈………………91
声門…………………………98
赤唇…………………………37
舌……………………………78
舌咽神経……………………68
切縁結節……………………130
舌下隙……………………74, 75
舌下神経……………………71
舌下神経管……………………3
舌下腺………………………75
舌筋…………………………34
舌腱膜………………………79
舌骨…………………………138
舌骨下筋……………………26
舌骨上筋……………………23
舌骨舌筋……………………36
舌根………………………43, 78
切歯窩…………………………5
切歯結節……………………130
切歯孔…………………………4
舌小胞………………………78
舌神経………………………64
舌神経の損傷………………71
舌正中溝……………………78
舌尖…………………………78

舌体⋯⋯⋯⋯⋯⋯⋯78
舌動脈⋯⋯⋯⋯⋯⋯51
舌乳頭⋯⋯⋯⋯⋯⋯79
舌背⋯⋯⋯⋯⋯⋯⋯78
舌扁桃⋯⋯⋯43, 61, 78
舌盲孔⋯⋯⋯⋯⋯⋯78
セメント質⋯⋯⋯⋯125
前頸筋⋯⋯⋯⋯⋯⋯23
前脛骨静脈⋯⋯⋯⋯93
前脛骨動脈⋯⋯⋯⋯91
前鼓室動脈⋯⋯⋯⋯53
前舌腺⋯⋯⋯⋯⋯⋯76
浅側頭静脈⋯⋯⋯56, 93
前側頭泉門⋯⋯⋯⋯10
浅側頭動脈⋯⋯⋯53, 91
前庭円蓋⋯⋯⋯⋯⋯41
蠕動運動⋯⋯⋯⋯⋯103
前頭蓋窩⋯⋯⋯⋯⋯⋯2
前頭頬骨縫合⋯⋯⋯12
前頭上顎縫合⋯⋯12, 13
浅腹壁静脈⋯⋯⋯⋯93
泉門⋯⋯⋯⋯⋯⋯⋯10
――の閉鎖時期⋯⋯11
象牙質⋯⋯⋯⋯⋯⋯125
総胆管⋯⋯⋯⋯⋯⋯108
総腸骨静脈⋯⋯⋯⋯93
総腸骨動脈⋯⋯⋯⋯91
側頭窩⋯⋯⋯⋯⋯⋯⋯9
側頭下窩⋯⋯⋯⋯⋯⋯9
側頭下隙⋯⋯⋯⋯9, 22
側頭筋⋯⋯⋯⋯⋯⋯20
側頭隙⋯⋯⋯⋯⋯⋯⋯9
咀嚼筋⋯⋯⋯⋯⋯⋯19
咀嚼筋隙⋯⋯⋯⋯⋯19
ソマトスタチン⋯⋯108

た行

第一生歯⋯⋯⋯⋯⋯127
大角⋯⋯⋯⋯⋯⋯⋯138
大口蓋孔⋯⋯⋯⋯⋯⋯5

大口蓋神経⋯⋯⋯⋯62
大後頭孔⋯⋯⋯⋯2, 3
胎児循環⋯⋯⋯⋯⋯95
大十二指腸乳頭⋯⋯105
台状根⋯⋯⋯⋯⋯⋯131
大錐体神経⋯⋯⋯⋯67
大泉門⋯⋯⋯⋯⋯⋯10
大腿静脈⋯⋯⋯⋯⋯93
大腿深静脈⋯⋯⋯⋯93
大腿深動脈⋯⋯⋯⋯91
大腿動脈⋯⋯⋯⋯⋯91
大唾液腺⋯⋯⋯⋯⋯72
大腸⋯⋯⋯⋯⋯⋯⋯109
大動脈弓⋯⋯⋯⋯⋯91
大動脈小体⋯⋯⋯⋯49
第二生歯⋯⋯⋯⋯⋯127
大伏在静脈⋯⋯⋯⋯93
大菱形骨⋯⋯⋯⋯⋯116
唾液腺⋯⋯⋯⋯⋯⋯72
タウロドント⋯⋯⋯132
脱落歯⋯⋯⋯⋯⋯⋯127
胆囊⋯⋯⋯⋯⋯⋯⋯107
中咽頭⋯⋯⋯⋯⋯⋯42
中咽頭収縮筋⋯⋯⋯45
中間神経⋯⋯⋯⋯65, 66
肘関節⋯⋯⋯⋯⋯⋯122
中硬膜動脈⋯⋯⋯⋯53
中耳⋯⋯⋯⋯⋯⋯⋯85
中心結節⋯⋯⋯⋯⋯131
中心静脈⋯⋯⋯⋯⋯92
虫垂⋯⋯⋯⋯⋯⋯⋯110
中頭蓋窩⋯⋯⋯⋯⋯⋯2
中鼻道⋯⋯⋯⋯⋯⋯⋯8
蝶下顎靱帯⋯⋯⋯⋯118
聴覚器⋯⋯⋯⋯⋯⋯84
蝶頬骨縫合⋯⋯⋯⋯12
蝶形骨棘⋯⋯⋯119, 120
蝶口蓋孔⋯⋯⋯⋯8, 9
蝶口蓋動脈⋯⋯⋯⋯54
蝶篩陥凹⋯⋯⋯⋯⋯⋯8

蝶頭頂縫合⋯⋯⋯⋯11
直腸⋯⋯⋯⋯⋯⋯⋯110
椎骨動脈⋯⋯⋯⋯47, 91
ツチ骨⋯⋯⋯⋯⋯⋯85
樋状根⋯⋯⋯⋯⋯⋯131
頭蓋底⋯⋯⋯⋯⋯⋯⋯1
橈骨⋯⋯⋯⋯⋯⋯⋯116
橈骨手根関節⋯⋯⋯115
橈骨静脈⋯⋯⋯⋯⋯93
橈骨動脈⋯⋯⋯⋯⋯91
豆状骨⋯⋯⋯⋯⋯⋯116
橈側皮静脈⋯⋯⋯⋯93
頭頂乳突縫合⋯⋯⋯11
動脈⋯⋯⋯⋯⋯⋯⋯91
特殊感覚⋯⋯⋯⋯⋯81
ドリオピテクス型⋯⋯131
トリゴニード切痕⋯⋯132

な行

内眼筋⋯⋯⋯⋯⋯⋯83
内胸静脈⋯⋯⋯⋯⋯93
内胸動脈⋯⋯⋯⋯⋯91
内頸静脈⋯⋯⋯56, 93
内頸動脈⋯⋯⋯48, 91
内呼吸⋯⋯⋯⋯⋯⋯101
内耳⋯⋯⋯⋯⋯⋯⋯86
内耳孔⋯⋯⋯⋯⋯⋯⋯2
内舌筋⋯⋯⋯⋯⋯⋯36
内側翼突筋⋯⋯⋯⋯21
内腸骨静脈⋯⋯⋯⋯93
内腸骨動脈⋯⋯⋯⋯91
内頭蓋底⋯⋯⋯⋯1, 2
内分泌⋯⋯⋯⋯⋯⋯108
軟口蓋⋯⋯⋯⋯37, 137
二生歯性⋯⋯⋯⋯⋯127
二腹筋窩⋯⋯⋯⋯⋯23
乳臼歯⋯⋯⋯⋯⋯⋯126
乳歯⋯⋯⋯⋯⋯126, 127
乳前歯⋯⋯⋯⋯⋯⋯125
乳突切痕⋯⋯⋯⋯5, 23

乳様突起……………………5, 120
尿管……………………113
脳神経の通過部位……………3

は行

歯……………………124
　──の形態異常……………130
　──の喪失……………17
肺……………………99
パイエル板……………106
肺尖……………………100
肺底……………………100
肺門……………………100
白内障……………………84
パノラマエックス線写真…133
パノラマ無名線……………134
ハミュラーノッチ……………33
反回神経……………………70, 97
半奇静脈……………93
鼻咽腔閉鎖機能……………39
鼻腔……………………7
腓骨動脈……………91
左鎖骨下動脈……………91
左総頸動脈……………91
鼻中隔……………………7
泌尿生殖器……………111
表情筋……………………30
Vater 乳頭……………105
腹腔動脈……………91
副交感神経……………66
副交感性神経節……………80
副神経……………………70
腹大動脈……………91
ブドウ膜……………82
ブランディン・ヌーン腺……76
プロトスタイリッド……………131

分界溝……………………78
閉鎖静脈……………93
閉鎖動脈……………91
ペプシノゲン……………104
ベル麻痺……………69
扁桃……………………61
ヘンレループ……………113
縫合……………………11
膀胱……………………113
ボウマン腺……………87
ボウマン嚢……………112

ま行

膜迷路……………………86
末梢神経……………3
味覚……………………80
　──の伝達……………69
味覚神経……………67
右鎖骨下動脈……………91
右総頸動脈……………91
ミュールライターの 3 歯徴……120
迷走神経……………69
迷走神経頸部……………70
盲孔……………………130
網膜……………………82
毛様体……………………83
毛様体筋……………83
モダイオラス……………30, 31

や行

有郭乳頭……………78, 79
有鈎骨……………………116
有頭骨……………………116
癒合歯……………132
葉状乳頭……………78, 79

腰静脈……………………93
腰動脈……………………91
翼口蓋窩……………8
翼口蓋神経節……………62
翼上顎裂……………8
翼突窩……………………5, 21
翼突下顎隙……………21
翼突下顎縫線……………33
翼突管動脈……………54
翼突筋窩……………22
翼突筋枝……………54
翼突筋粗面……………21
翼突上顎切痕……………33

ら行

ラムダ縫合……………11
卵円孔……………………2, 119
ランゲルハンス島……………108
輪状咽頭筋……………45
輪状甲状筋……………97
鱗状縫合……………11
リンパ……………………58
レトロモラーパッド……………77
老眼……………………84
肋間静脈……………93
肋間動脈……………91

わ行

矮小歯……………130
ワルダイエルの咽頭輪…43, 60
ワルトン管……………74
彎曲徴……………124
腕神経叢……………122
腕頭静脈……………93
腕頭動脈……………91

【著者略歴】
阿　部　伸　一
　1989 年　東京歯科大学卒業
　1993 年　東京歯科大学大学院修了
　2010 年　東京歯科大学教授

歯科国試パーフェクトマスター
口腔解剖学　第 2 版　　　　　　　　　　　　ISBN978-4-263-45882-2

2018 年 4 月 25 日　第 1 版第 1 刷発行
2021 年 6 月 10 日　第 1 版第 4 刷発行
2022 年 8 月 25 日　第 2 版第 1 刷発行

著　者　阿　部　伸　一
発行者　白　石　泰　夫

発行所　医歯薬出版株式会社

〒113-8612　東京都文京区本駒込 1-7-10
TEL.（03）5395-7638（編集）・7630（販売）
FAX.（03）5395-7639（編集）・7633（販売）
https://www.ishiyaku.co.jp/
郵便振替番号 00190-5-13816

乱丁，落丁の際はお取り替えいたします　　　　印刷・あづま堂印刷／製本・愛千製本所

© Ishiyaku Publishers, Inc., 2018, 2022. Printed in Japan